Die Autorin

Grit Nusser, Sozialpädagogin und Heilpraktikerin. Sie beschäftigte sich während ihrer Zeit als Heilpraktikerin intensiv mit der Naturheilkunde und gab ihr Wissen auch im Unterricht weiter. Während ihrer Aufenthalte in Xi'an, China, lernte die Autorin verschiedenen Massagetechniken wie TuiNa-AnMo und Gua Sha kennen und schätzen.

Sie wandte chinesische Massage auch erfolgreich bei Hunden an und schrieb das Buch „TuiNa-AnMo für den Hund" (ISBN 9783839132302).
Weitere Bücher der Autorin:
- „Kräuter für den Hund" (ISBN 9783839123584)
- „Wickel, Güsse, Wassertreten" (ISBN 9783732247141)
- „Ist alt werden gesund?" mit Petra Linder und Rita Menzenbach-Siemens (ISBN 9783839130148)
- „Gua Sha" mit Xiaoying Shang
  (ISBN 9783842312432)
- „Alternativmedizin für Pferde" mit Rita Menzenbach-Siemens (ISBN 9783844804089)
- Ba Guan" mit Xiaoying Shang (ISBN 9783732249398)
- Moxibustion mit Xiaoying Shang (ISBN 9783734733697)
- TuiNa-AnMo für den Menschen (ISBN 9783743178281)
- Handakupunktur (ISBN 9783739209814)

Rückenbeschwerden

Ursachen
Zusammenhänge
Alternative Therapien

Vielen Dank

Britta, Lea, Leon & Mario

für Eure Hilfe

Bibliografische Information der Deutschen Nationalbibliothek
Die Deutsche Nationalbibliothek verzeichnet diese
Publikation in der Deutschen Nationalbibliografie;
detaillierte bibliografische Daten sind im Internet
über http://dnb.d-nb.de abrufbar.

© by

Grit Nusser

Herstellung und Verlag: BoD - Books on Demand,
Norderstedt

ISBN 9783746060828

Inhaltsverzeichnis

Vorwort

Rückenschmerzen gehören sicher zu den häufigsten Beschwerden in Deutschland. Oft sind sie harmlos und und klingen nach einiger Zeit von alleine wieder ab.

Kehren sie aber immer wieder und werden chronisch, dann ist es an der Zeit sich über Ursachen, Zusammenhänge und entsprechende Therapien Gedanken zu machen.

Was ich mir dabei gedacht habe, als ich an diesem Buch gearbeitet habe? Nun - ich wollte all die alternativen Heilverfahren mit ihren speziellen Diagnosemethoden vorstellen, die sich mit dem Rücken befassen und mit denen ich gute Erfahrungen gemacht habe.

Machen Sie Ihre eigenen Erfahrungen! Die Behandlungsvorschläge sind Beispiele, die Sie verändern und mit anderen Methoden kombinieren können.

Es gibt noch andere Behandlungsmöglichkeiten, seien es die der sogenannten Schulmedizin wie auch die Naturheilkunde, Yoga, Kneipp und viele andere, die erfolgversprechend sind. Aber diesbezüglich sind meine eigenen Erfahrungen begrenzt.

Achten Sie bei den verschiedenen Therapien auf die Kontraindikationen! Und denken Sie daran, dieses Buch ersetzt keinen Arzt oder Heilpraktiker!

Aber es kann Ihnen helfen!

Rückenbeschwerden

Ursachen, Zusammenhänge, alternativeTherapien

Die Wirbelsäule

Unsere Wirbelsäule ist die zentrale Achse, auf die sich Kopf, Arme, Beine und alle Organe stützen.

Sie besteht aus 32 Wirbeln, die je nach ihrer Stellung und Aufgabe verschiedene Formen angenommen haben.

Die Wirbelknochen sind außerordentlich hart und besitzen Löcher. Dadurch wird ein Kanal gebildet, der durch die gesamte Wirbelsäule führt und das **Rückenmark** enthält. Der kräftige Wirbel schützt diesen Nervenstrang. Zwischen zwei Wirbeln verlässt durch eine je rechts und links vorhandene Öffnung ein Nervenpaar das Rückenmark, das ein bestimmtes Organsystem versorgt.

Ein **Wirbel** besteht aus dem **Wirbelkörper,** den beiden **Wirbelbögen,** die das Wirbelloch umschließen und an denen in der Mitte der **Dornfortsatz,** der am Rücken in der Mittellinie zu tasten ist, sowie seitlich die beiden **Querfortsätze** angewachsen sind, sowie zwei obere und zwei untere **Gelenkfortsätze.**

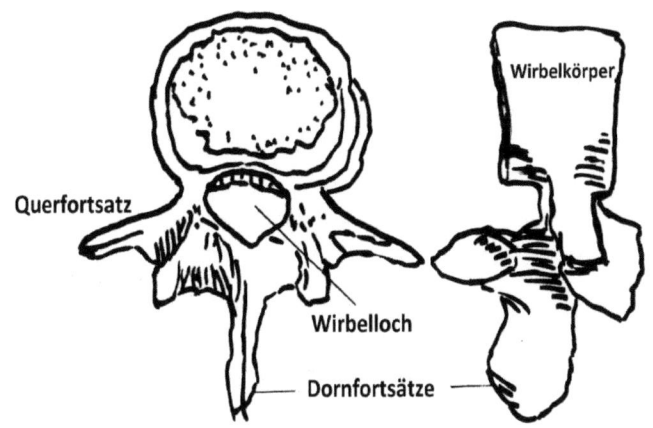

Querfortsatz

Wirbelkörper

Wirbelloch

Dornfortsätze

Die Wirbel sind nicht durch Gelenke, sondern durch bindegewebige Knorpelscheiben mit einem Gallertkern, den **Zwischenwirbel- oder Bandscheiben,** miteinander verbunden. Dadurch ergibt sich die Biegsamkeit der Wirbelsäule.

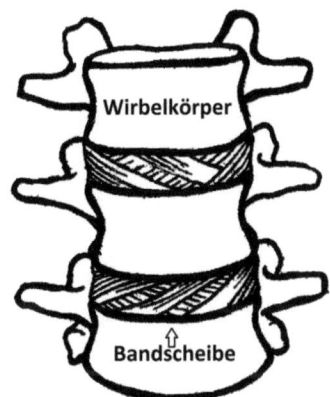

Wirbelkörper

Bandscheibe

Die Beweglichkeit der Wirbelsäule wird also gewährleistet durch insgesamt 23 Bandscheiben mit allen umgebenden Bändern, den benachbarten Wirbelkörperanteilen, der Nervenaustrittsöffnung, den Wirbel-
Gelenkfortsätzen und dem mit Bändern ausgefüllten Raum zwischen den Dornfortsätzen. Da diese Strukturen eigene Nerven haben, können sie für Rückenschmerzen verantwortlich sein.

Die Wirbelsäule ist nach allen Richtungen beweglich, fängt alle Stöße federnd ab, gibt dem Körper Haltung im Stehen und Sitzen. Sie sorgt im Gehen, Laufen und Springen durch eine automatische Gewichtsverteilung für eine geschmeidige Durchführung aller Bewegungen.

Um dieser Aufgabe gerecht zu werden, muss sie die Form eines doppelten S besitzen.

Dabei wölbt sich die Halswirbelsäule **(Halslordose)** und die Lendenwirbelsäule **(Lendenlordose)** nach vorne, die Brustwirbelsäule **(Brustkyphose)** und das Kreuzbein **(Sacralkyphose)** nach hinten.
Starke Bänder und Muskeln festigen die Wirbelsäule.

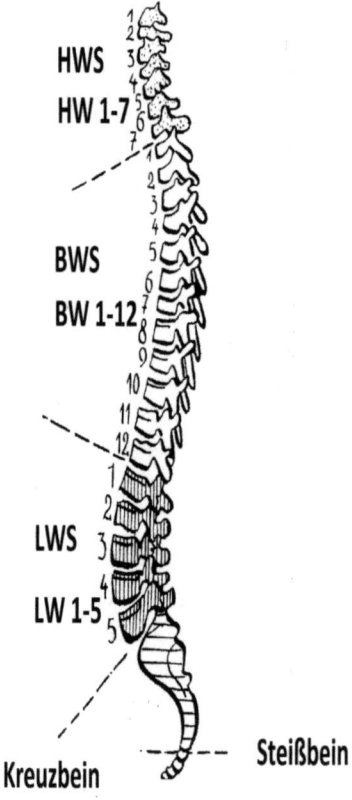

Man unterscheidet von oben nach unten

- die sehr bewegliche Halswirbelsäule **(HWS)** mit 7 Halswirbeln (C1-C7, C=Cervix=Hals). Der erste Wirbel ist ein kleiner knöcherner Ring, der **Atlas.** Auf ihm ruht der Schädelknochen. Mit dem zweiten Halswirbel, dem **Axis,** sorgt er dafür, das der Kopf nach allen Seiten gedreht werden kann

- die Brustwirbelsäule **(BWS)** mit 12 paarigen Brustwirbeln (Th1-Th12, Th=Thorax=Brustkorb), die größer und stärker sind als die Halswirbel. Sie tragen die Rippen und sind nur eingeschränkt beweglich

- die Lendenwirbelsäule **(LWS)** mit 5 stark entwickelten Lendenwirbeln (L1-L5)

- das **Kreuzbein** (os sacrum), mit 5 Sakralwirbeln, die zu einem kräftigen Knochen verwachsen und mit dem Becken verbunden sind

- das **Steißbein** (os coccygis) mit 4 wenig entwickelten und miteinander verwachsenen Wirbeln. Sie dienen den Muskeln und Bändern des Beckens als Ansatz und Haltepunkt.

Das Nervensystem

Aufgabe des Nervensystems ist die Reizaufnahme, Reizleitung und Reizübertragung. Alle inneren und äußeren Reize werden von den Nerven aufgenommen und zum Nervenzentrum im Gehirn und Rückenmark weitergeleitet. Um auf Reize zu antworten, besitzen wir das Nervengewebe.

Der Mensch besitzt zwei Nervensysteme:
- **Das Zentralnervensystem (ZNS)** setzt sich aus Gehirn und Rückenmark zusammen. Hier werden bewusste Handlungen erzeugt.
  Aus dem Gehirn entspringen 12 paarige **Gehirnnerven:** bekannt sind
  der erste: Riechnerv
  der zweite: Sehnerv
  der fünfte: dreigeteilter Nerv (Drillingsnerv)
  der siebte: Gesichtsnerv
  der achte: Hörnerv
  der zehnte: Nervus Vagus (oder der Umherschweifende)

  Das Rückenmark liegt geschützt im Wirbelkanal. In ihm verlaufen alle wichtigen Nervenbahnen vom und zum Gehirn

- **Das periphere Nervensystem,** zu dem gehören alle außerhalb dieser beiden Zentren liegenden Nervenzellen und Nervenbahnen.

Im Rückenmark entspringen an jedem zu einem Wirbel gehörenden Körperabschnitt (Segmente des Rückenmarks und der Nerven) paarweise die

Spinalnerven, die sogenannten **peripheren Nerven.** Sie ziehen zur Körperoberfläche, zu den Muskeln und Gelenken und dienen den Empfindungen, sind im wesentlichen unserem Willen unterworfen und werden auch als **will-kürliches oder somatisches Nervensystem** bezeichnet.

Das unbewusste, vegetative, auch autonome Nervensystem genannt, ist nicht unserem Willen unterworfen. Es reguliert Atmung, Ver-dauung, Kreislauf, Stoffwechsel und Fort-pflanzung. Es versorgt die inneren Organe, die Blutgefäße und die Schweißdrüsen der Haut.

Es besteht aus zwei Teilen: dem **Sympathikus** und dem **Parasympathikus (Vagus).** Sie müssen harmonisch zusammen arbeiten, da es sonst zu Beschwerden und Krankheiten führt.

Sympathikus und Parasympathikus sind in ihrer Wirkung auf einzelne Organfunktionen **Antago-nisten** (Gegenspieler). Wird die Tätigkeit eines Organs durch den einen Teil gefördert, so wird sie durch den anderen gehemmt.

Die Rückenmuskeln

Wir unterscheiden

- die **autochthone Rückenmuskulatur,** das sind alle Muskeln, die von den Spinalnerven innerviert werden und die Beweglichkeit der Wirbelsäule, sowie die Aufrechthaltung des Körpers ermöglicht. Man kann sie gut erkennen, da sie leicht erhaben auf beiden Seiten der Wirbelsäule liegen. Sie erstrecken sich auf beiden Seiten der Wirbelsäule vom Steißbein bis zum Kopf. Fehlhaltung, mangelnde Bewegung und einseitige Belastung oder funktionelle Störungen der Wirbelsäule können zu Verspannungen und Rückenschmerzen führen

- die **sekundäre Rückenmuskulatur,** die oberflächlicher liegt und deshalb sichtbar ist. Dazu gehören u.a. die Muskeln des hinteren Schultergürtels, sie dienen den Arm- und Schulterbewegungen.

Die Muskulatur im Rumpf wirkt wie ein stützendes Korsett und muss gestärkt werden.

Rückenschmerzen sind weit verbreitet, wobei rund 90% der Beschwerden nicht auf schwere Krankheiten, sondern auf Verspannungen durch Fehlhaltung, Fehlbelastung und Bewegungsmangel zurück zu führen sind.

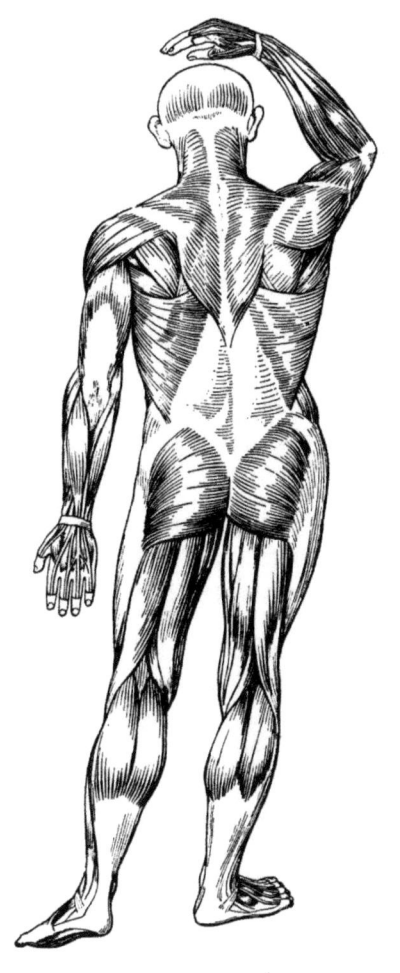

Dadurch wird das komplexe System des Rückens aus Bändern, Muskeln und Gelenken gestört. Folge sind ziehende Schmerzen, vor allem im oberen Rückenbereich.

Mögliche Ursachen von Wirbelsäulenbeschwerden

Aufgabe der Wirbelsäule ist, für Schutz, Stütze und Beweglichkeit des Körpers und die Aufrechterhaltung des Gleichgewichtes zu sorgen.

Dies kann gestört oder verhindert werden durch
- angeborene oder erworbene Fehlbildungen der Wirbelsäule
- angeborene oder erworbene Störungen der Statik
- Wirbelfehlstellungen und Blockaden
- Beckenschiefstand
- Fehlhaltungen wie der **Rundrücken (Kyphose 1)** das **Hohlkreuz (Lordose 2)** und die seitlich **verkrümmte Wirbelsäule (Skoliose 3)**

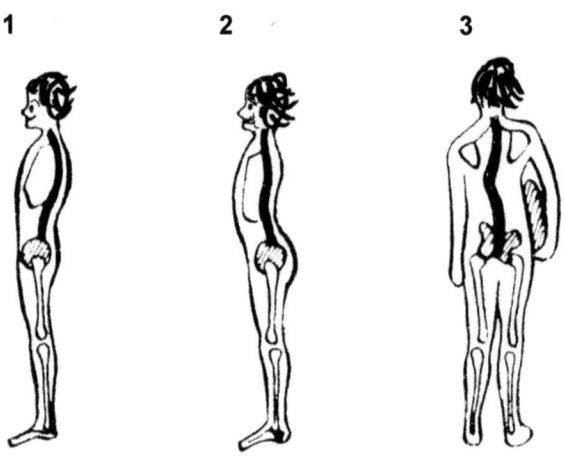

1   2   3

- muskuläre Störungen. Fast alle Menschen mit chronischen Rückenschmerzen haben eine krankhaft veränderte Muskulatur

- Verklebungen des Bindegewebes durch einseitige Beanspruchung, Fehlhaltungen, Bewegungsmangel
- degenerative Veränderungen
- Entzündungen, Verletzungen
- neurologische Veränderungen
- psychische Belastungen: Stress ist eine der Hauptursachen von Rückenschmerzen, Ischias, steifer Nacken und Hexenschuss können Ausdruck seelischer Erschöpfung sein
- vegetative Störungen
- Herzkrankheiten können Schmerzen an der BWS auslösen
- Magen-Darm-Erkrankungen können durch Reizung der Nerven Verspannungen und Schmerzen im Rücken auslösen
- Myome in der Gebärmutter können Nerven-bahnen quetschen, die Rücken, Becken und Beine versorgen, Eierstockzysten können Beschwerden auslösen, die ähnlich denen eines Bandscheibenvorfalls sind
- Nierensteine können krampfartige Schmerzen im unteren Rücken hervorrufen
- Stoffwechselstörungen
- Geschwülste
- Störfelder
- Rauchen kann das Risiko für Schmerzen im unteren Rücken erhöhen.

Eine falschen Sitzhaltung ist häufig die Ursache von Rücken-Beschwerden. Oft sitzt man tagelang fast unbeweglich am Schreibtisch und es entwickelt sich an der Lendenwirbelsäule ein „Sitzbuckel". Diese Fehlhaltung wirkt sich auch auf andere Abschnitte des Rückens aus.

Die Folgen dieser oft lang anhaltenden Fehlhaltung sind
- Schmerzen an der Lendenwirbel- und Halswirbelsäule sowie am Hinterkopf
- die Rückenmuskulatur und Schultern sind verspannt
- die Atmung wird behindert
- der Herzraum wird eingeengt und es können vereinzelt Herzrhythmusstörungen entstehen, manchmal fälschlicherweise als „funktionelle Herzbeschwerden" oder „vegetative Dystonie" eingeordnet
- es können Taubheitsgefühle im Arm und in den Fingern entstehen
- sie ist Hauptursache von Kreuzschmerzen
- in Ruhe und nächtliche Waden- und Fußkrämpfe

Beugen Sie durch einen vernünftigen Stuhl und durch Bewegungsgymnastik vor!
Achtung! Schließen Sie erst andere Erkrankungen aus, ehe Sie an wirbelsäulenbedingte Beschwerden denken und sie behandeln.

Die Traditionelle Chinesische Medizin (TCM)

Wahrscheinlich reicht der Ursprung der traditionellen chinesischen Medizin bis in die Steinzeit. Doch neuere Untersuchungen zeigen, dass auch **Ötzi,** die Eismumie vom Similaun-Gletscher, Südtirol, bereits vor 5000 Jahren mit Nadeln behandelt wurde. Die genadelten Punkte entsprechen den bekannten Punkten der Akupunktur, einem Teil der TCM.

TCM ist eine energetische Medizin. Das heißt, Gesundheit ist ein Zustand des energetischen Gleich-gewichts und somit der vollkommenen Harmonie. Ziel der TCM ist es, das harmonische Gleichgewicht des Körpers herzustellen und die Selbstheilungskräfte anzuregen.

Nach Vorstellung der TCM bedeutet Gesundheit, dass **Lebensenergie (Qi)** ungestört im Körper durch Leitbahnen, den so genannten **Meridianen,** fließt. Laut Dr. Voll, dem Begründer der Elektroakupunktur nach Voll, ist Schmerz „der Hungerschrei des Gewebes nach fließender Energie".

Jeder Meridian wird einem Organ bzw. Organsystem zugeordnet.

Zwei Meridiane gehören jeweils zusammen und bilden ein **Meridianpaar,** von dem einer **Yin – Energie,** der andere **Yang – Energie** enthält.
Alle Meridiane stehen untereinander in Verbindung und bilden einen **Energiekreislauf.**

Bezeichnung der Meridiane und ihre Abkürzungen

Yin – Meridiane   **Yang – Meridiane**

Lu	=	Lunge	Di	=	Dickdarm
MP	=	Milz/Pankreas	Ma	=	Magen
He	=	Herz	Dü	=	Dünndarm
Ni	=	Niere	Bl	=	Blase
KS	=	Kreislauf/Sexus	3E	=	Dreifach – Erwärmer
Le	=	Leber	Gb	=	Gallenblase

Yin und Yang sind gegensätzliche, also polare Kräfte, die sich ergänzen, nicht ohne das andere sein können und sich rhythmisch abwechseln. Dies wird dargestellt in der **Monade.**

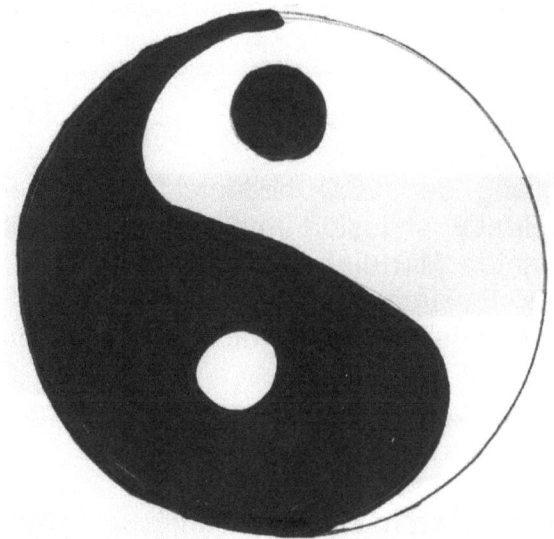

So wird **Yang** gleichgesetzt mit dem Feuer, der Sonnenseite eines Berges, dem männlichen Prinzip, Entzündungen, **Yin** hingegen mit dem Wasser, der Schattenseite des Berges, dem weiblichen Prinzip, degenerativen Erkrankungen. Man könnte diese Kräfte in der westlichen Medizin mit dem **Sympathikus** und **Parasympathikus** vergleichen, den Gegenspielern im vegetativen Nervensystem.

Das Gleichgewicht zwischen Yin und Yang ist entscheidend für den Gesundheitszustand des Menschen. So führt ein **Übermaß an Yang** zu Fülle-Symptomen wie akut einsetzende Entzündungen, akute Schmerzen, zu Hyperfunktionen und Kontraktionen, ein **Zuviel an Yin** zu Mangelsymptomen wie dumpfe tiefe Schmerzen, Unterfunktionen oder Paresen und chronischen Erkrankungen.

Therapeutisch bedeutet dies, dass Yang mit Yin und Yin mit Yang behandelt wird.
--> **Yang-Therapie:** Wärme, Bewegung, Massage, Rotlicht...
→ **Yin-Therapie:** Kälte, Eispackungen, Ruhe...

Die Shu- (Zustimmungs-, Yu-) Punkte liegen paravertebral (neben der Wirbelsäule) neben den Dornfortsätzen der Wirbel auf dem inneren (medialen) Ast des Blasenmeridians, etwa auf gleicher Höhe mit den Ganglien des Grenzstrangs. Der Grenzstrang stellt eine Grenze dar zwischen Zentralnervensystem und peripherem Nervensystem.
Je ein sensibler und ein motorischer Nerv tritt aus der Wirbelsäule aus und wird über das Ganglion in mehrere Äste unterteilt, die die einzelnen Gewebearten versorgen: **Myotom** (= Skelettmuskulatur, die vom entsprechenden Spinalnerv versorgt wird), **Dermatom** (= von einer Spinalnervenwurzel versorgtes Hautsegment) und **innere Organe.**

Der Shu-Punkt stellt die kürzeste Verbindung zwischen Haut und innerem Organ dar. Shu-Punkt, Meridian und Organ bilden eine energetische Einheit.

Die Shu-Punkte aktivieren in den zugehörigen Organ-systemen Lebensenergie (Qi) und Blut (Xue). Bei Störungen im entsprechenden Organsystem sind diese Punkte druck-empfindlich und dienen so auch der **Hinweisdiagnostik.**

Aber auch Wirbelfehlstellungen und Blockierungen können die Shu-Punkte mechanisch reizen und so die zugehörigen Organe irritieren.

Ah-Shi-Punkte sind druckschmerzhafte Punkte in der Muskulatur und an den Sehnenansätzen, die nicht auf einem Meridian liegen. Sie sind meist in den ver-spannten Muskeln von Nacken, Rücken und Schultern zu finden, aber sie können individuell auch in anderen Muskeln auftreten und sind leicht aufzufinden. In der westlichen Medizin kann man sie in etwa mit den **„Triggerpoints"** vergleichen.

Shu-Punkte

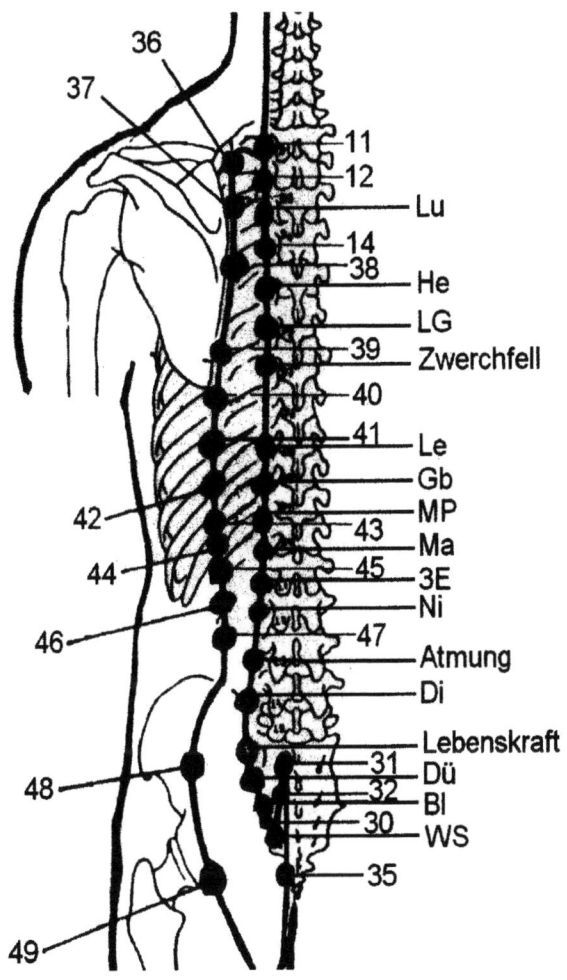

Verschiedene Möglichkeiten der Behandlung durch TCM

Akupunktur

ist ein Teilgebiet der TCM und wird von speziell ausgebildeten Ärzten und Heilpraktikern ausgeführt. Es werden meist feine Nadeln in bestimmte Punkte gestochen, durch die energetische Spannungs-zustände gelöst, Selbstheilungskräfte aktiviert und Schmerzen gemindert werden.

Akupressur

ist eine Stimulation von einer bis mehreren Minuten eines oder mehrerer Akupunkturpunkte durch Drücken, Beklopfen, Zupfen oder Massieren, um den Fluss des Qi anzuregen. Dabei unterscheiden wir das

- **Tonisieren** (1):der Punkt wird mit der Finger- oder Daumenspitze etwa 2 Minuten im Uhrzeigersinn massiert, das
- **Sedieren** (2): dabei wird etwa 2 Minuten gegen den Uhrzeigersinn massiert.

tonisieren   sedieren

Eine Massage des Blasenmeridians ist meist angenehm. Dabei kann man die Punkte des **inneren und äußeren Verlaufs des Blasenmeridians** ver-wenden. Man beginnt mit den Punkten der HWS, geht über Punkte der BWS bis zur LWS. So können Sie sich auch über den energetischen Zustand der Zustim-mungs- (Shu-)punkte informieren.
Wie geht's?

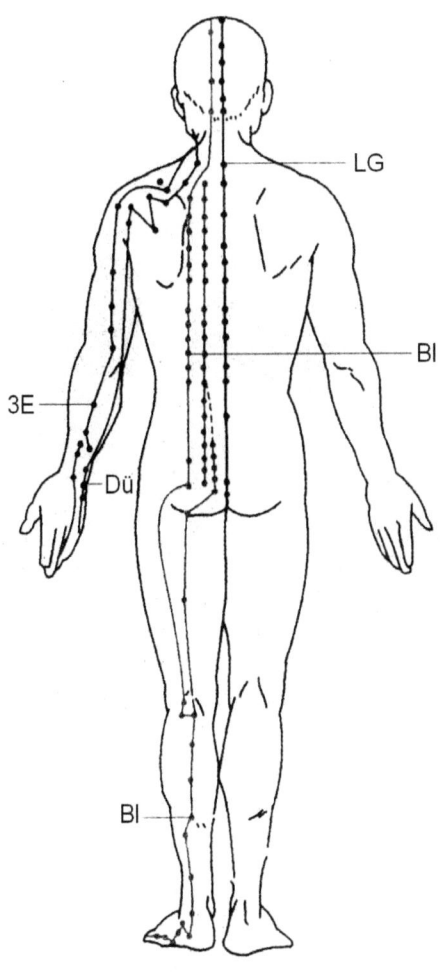

Achten Sie bei der Akupressur auf warme Hände. Reiben Sie entweder die Handflächen aneinander oder waschen die Hände mit warmen Wasser und kneten sie durch. Ein Föhn kann ebenfalls helfen, die ver-spannte Muskulatur für die Behandlung vorzubereiten.

In China werden manchmal bei Erwachsenen zur Intensivierung Ingwer, klarer Schnaps oder Sesamöl vor der Akupressur eingerieben. Ingwer ist angebracht bei Erkältungskrankheiten, Schnaps hilft bei rheumatischen Beschwerden und Sesamöl macht die Haut geschmeidiger.

Da eine Behandlung mit den Fingerspitzen sehr anstrengend ist, können Sie dies auch mit speziellen Massagestäbchen machen.

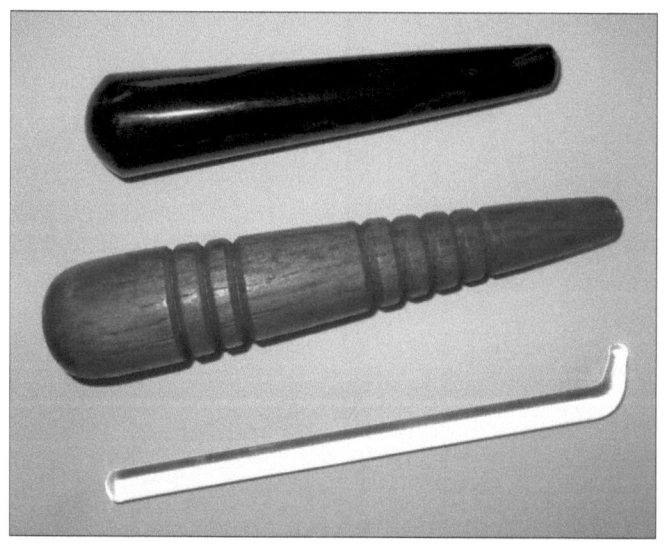

Schmerzhafte Verspannungen im Schulter-Nackenbereich 1

Arbeiten im Sitzen, besonders am Computer, Verspannungen durch Fehlbelastungen wie z.B. ständiges Schauen aufs Handy, eine schlecht ausgerichtete Gleitsichtbrille, Arthritis der HWS, aber auch Stress können die Ursache von Schmerzen sein.

- Massieren Sie kräftig die Punkte Ga20 und LG14
- reiben Sie die Muskulatur von Schulter und Nacken an. Suchen Sie dabei schmerzende Stellen, und drücken Sie sie durch kreisendes Reiben (1)
- zupfen Sie mit Daumen und Fingerspitzen den Nacken-Schulterbereich
- etwa zwei Finger breit neben der Wirbelsäule zwischen 1. und 2. Brustwirbel finden Sie den schmerzhaften Punkt Ga21. Mit dem Daumen drücken Sie erst sanft, dann stärker werdend, 5 – 10 x je ca. 5 Sekunden lang (2)
- zwischen 1. Brustwirbel und Schulter finden Sie den Punkt, den Sie kreisend drücken – 10 x nach rechts, 10 x nach links (3)
  Achtung! Nicht während der Schwangerschaft!
- Massieren Sie kräftig die Handpunkte Di 4 und Dü 3.

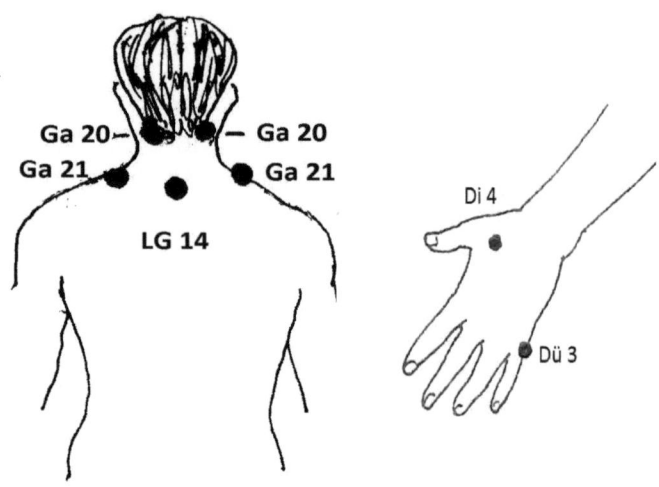

Schmerzen im Schulter- Nackenbereich 2

Bei folgenden Punkte sollten Sie mehrere Minuten lang eine kräftige Druckmassage durchführen.

- LG 15 in der Hinterhauptmitte in der Beuge zwischen Kopf und HWS
- LG 14 unter dem hervorstehenden Halswirbel
- Ga 20 am Hinterkopf, rechts und links der Haargrenze
- etwa zwei Finger breit neben der Wirbelsäule zwischen 1. und 2. Brustwirbel finden Sie den schmerzhaften Punkt Ga21
- Bl 10 am Hinterkopf in Höhe von Ga 20, beidseitig 2-Fingerbreit neben der Wirbelsäule
- Bl 11 am Ansatz der Schulterblätter
- Dü 6 an der Außenseite des Unterarms in einer Vertiefung unterhalb des Knöchels
- Dü 3, Di 4
- alle lokalen Ah-Shi-Punkte
- Schulter und Nacken ausstreichen

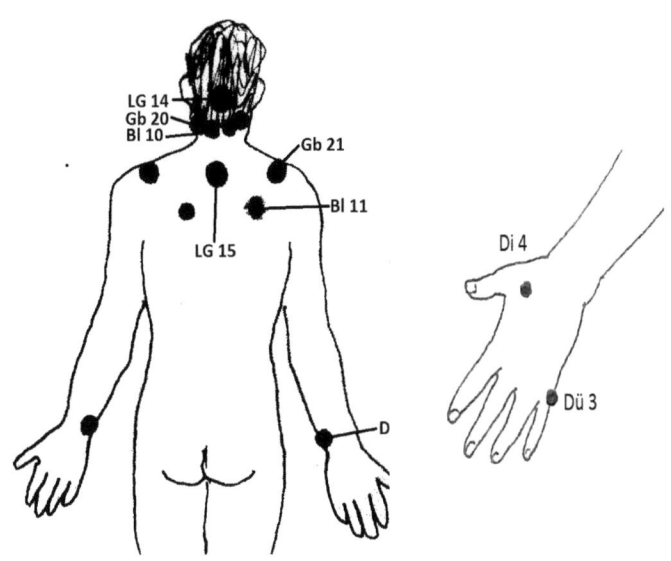

Selbsthilfeübung

wenn Schulter und Nacken während Ihrer Arbeit z.B. am PC, schmerzen, helfen Sie sich, indem Sie

- kräftig den Nacken reiben
- die Schulterpartien kräftig reiben
- schmerzende Punkte kräftig drücken
- kneifen der Schulterpartie
- klopfen und klatschen
- Nacken und Schulter ausstreichen.

Rückenschmerzen

Bei sehr starker Verspannung erwärmen Sie vor der Behandlung die Muskeln mit Auflagen, Wärme-packungen oder einem Föhn.

Kreuzschmerzen

Viele Ursachen können Kreuzschmerzen auslösen: angeborene oder erworbene Haltungsfehler, abgenutzte Bandscheiben, Nieren-, Magen-Darm-Erkrankungen sowie psychische Missempfindungen, nicht zu vergessen Störfelder wie eitrige Zähnen, Mandeln, Nebenhöhlen.

- Drücken Sie kreisend die Muskeln im Bereich der LWS und des Kreuzbeins.
- Drücken Sie jeden Punkt kräftig etwa 1 Minute lang: Bl 31, Bl 25, Bl 40, Gb 30
- suchen Sie die empfindlichen AShi-Punkte in der Schmerzzone und drücken Sie kräftig je 1 Minute
- ein weiterer wichtiger Punkt, den Sie immer mal zwischendurch kräftig reiben sollten, wäre der „Nieren-Punkt" Bl 23, am 2. Lendenwirbel, der auch den gesamten Organismus kräftigt.
- **Achtung:** keine Akupressur von Bl 40 bei Krampfadern!

Fühlt sich die betroffene Region warm an, hat man viel Durst und ein Bedürfnis nach Kühlung, können die Schmerzen im LWS-Bereich, den Hüften und Knien durch **Liuwei Dihuang Wan, Rhemannia Sechs** (Pillen) gelindert werden.

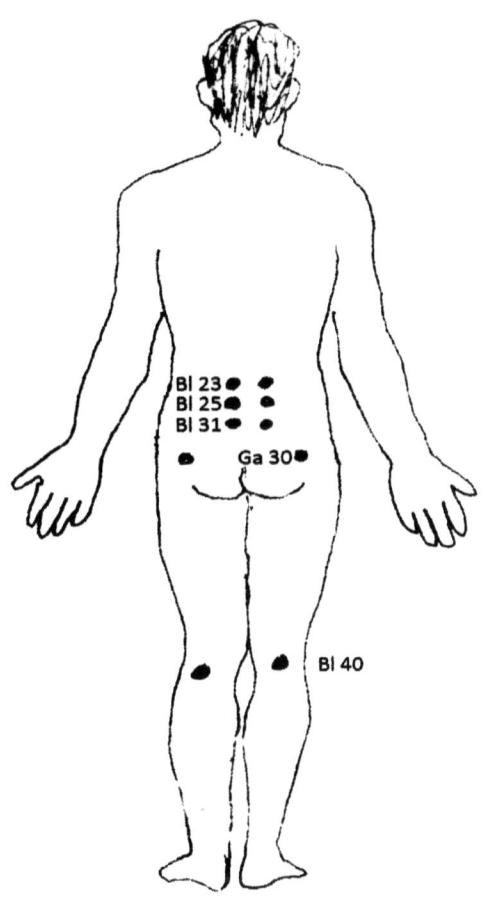

Selbsthilfeübung

Bei Schmerzen im Kreuz kann Ihnen eine Selbstbehandlung helfen.

- Reiben Sie mit den Fingerknöcheln kräftig die Kreuzgegend
- reiben Sie kräftig von der Wirbelsäule nach außen
- beklopfen Sie mit dem Handrücken die gesamte Kreuzgegend
- streichen Sie die gesamte Kreuzgegend aus.

Ischialgie

Chronische Verspannungen können zu einer Reizung des Ischiasnervs führen. Der Schmerz ist heftig und tritt plötzlich auf. Typisch sind einseitige Beschwerden vom unteren LWS-Bereich mit Ausstrahlung in das Versorgungsgebiet des Ischiadicus-Nerven über das Gesäß, Hinter- und Außenseite des Oberschenkels und der Wade bis zum Fuß.

Lasegue'sches Zeichen: um eine Ischiasreizung nachzuweisen, legen Sie sich auf den Rücken und heben das ausgestreckte Bein an der schmerzenden Seite hoch. Dadurch wird der Ischiasnerv gedehnt und es tritt ein vom Rücken und Gesäß in das Bein ausstrahlender Schmerz auf. Die Schwere der Reizung kann so festgestellt werden. Bei einer leichten Reizung kann die Beinhebung noch schmerzfrei sein, wird aber der Vorderfuß in Richtung Kopf gebeugt, wird der Schmerz ausgelöst.

Im akuten Fall helfen kalte Kompressen auf die Kreuzregion, später Wärmeanwendungen (aber nur, wenn es angenehm ist!).

- Stimulieren Sie die Punkte Bl31, 32, 33, 40, 57, 60 und Ga30 erst leicht, dann immer kräftiger ca. je 30 Sekunden.
- Bitte denken Sie daran, dass Sie am Ende jeder Behandlung den „Rücken ausstreichen", d.h. fahren Sie mehrmals mit beiden Händen von oben nach unten den Blasenmeridian entlang, streichen Sie dann beidseitig der Wirbelsäule von oben nach unten seitlich aus.

Bei länger dauernden Beschwerden sollten Sie einen Arzt aufsuchen.

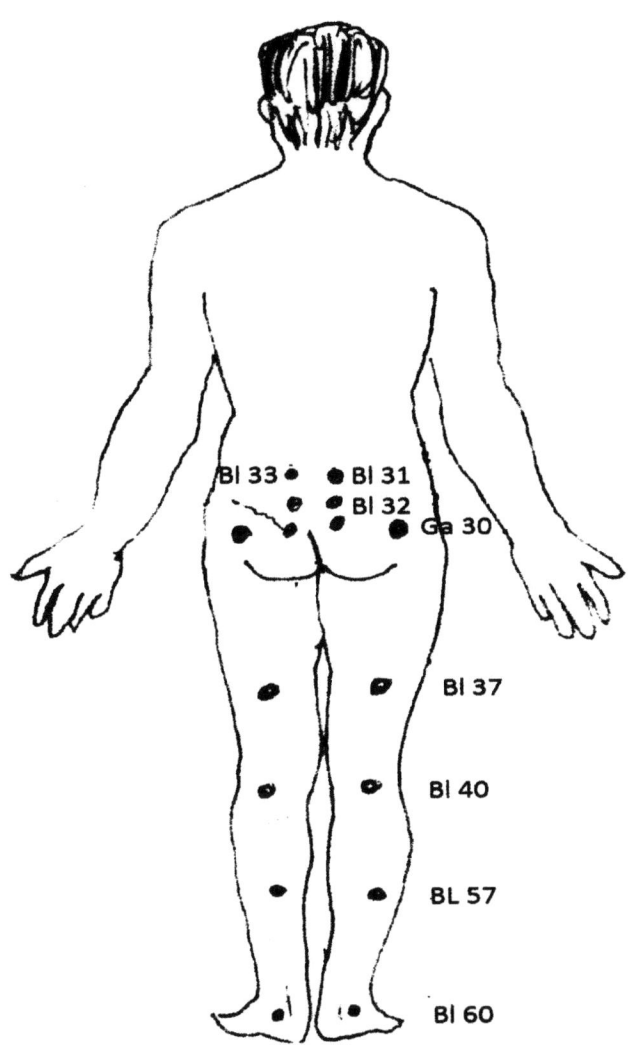

Achtung: keine Akupressur bei entzündeten, erkrankten oder verletzten Hautstellen!

Moxibustion

Diese Therapie stammt aus dem kälteren Norden Chinas. Zur Behandlung von energetischen Leere- und Kältezuständen werden Akupunkturpunkte erwärmt. Dafür verwendet man das zerstoßene Kraut der **Artemisia** (Beifuß), das angezündet wird und glimmend eine gleich- mäßige, milde und tiefwirkende Wärme abgibt. Das Yang wird gestärkt und vertreibt äußere Krankheitsfaktoren, die über die Körperoberfläche eindringen können.

Das Moxakraut wird in verschiedenen Zubereitungen angeboten. Ich bevorzuge die sogenannten Moxazigarren. **Achtung:** bitte sorgen Sie dafür, dass Sie nach der Behandlung ordentlich lüften, da es sehr intensiv riecht.

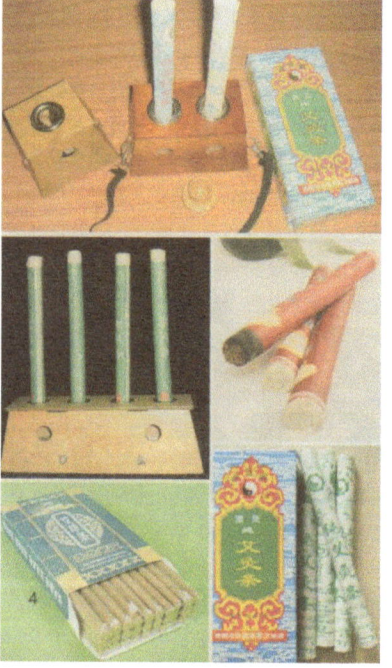

In der TCM wird Moxa bei Kälte-, Wind- und Feuchtigkeitserkrankungen angewendet, Durchblutung und Stoffwechsel werden angeregt, es hat eine immunstimulierende Wirkung und ist besonders wirksam bei Erschöpfungszuständen, in der Rekonvaleszenz nach Energie raubenden chronischen Krankheiten und besonders bei Beschwerden im LWS – Bereich.

Bei **Schulter-, Arm- und Rückenschmerzen** haben sich die **Ah-Shi-Punkte** (Schmerzpunkte und Muskelverhärtungen) an Armen und Rücken als wirkungsvoll erwiesen.

Sie können auch die entsprechenden Punkte am Blasenmeridian (siehe „Akupressur") moxen.

Wie geht's?
Im Abstand von 2 – 3 cm wird jeder Punkt mit der Moxazigarre ca. 10 – 15 Minuten bis zur Rötung erwärmt. Diese Technik eignet sich für alle Beschwerden

Sollte dabei kein Wärmegefühl entstehen, z.B. bei sensiblen Störungen oder bei kleinen Kindern, dann legen Sie Ihre gespreizten Finger auf die entsprechende Stelle und moxen. Sie spüren dann selbst die Wärme und können so über den Abstand zur Moxazigarre und Dauer der Behandlung besser urteilen.

Wann und wie oft wird gemoxt?
Moxibustion hat eine **anregende Wirkung** und sollte in der Regel deshalb nicht am Spätnachmittag oder Abend angewendet werden!

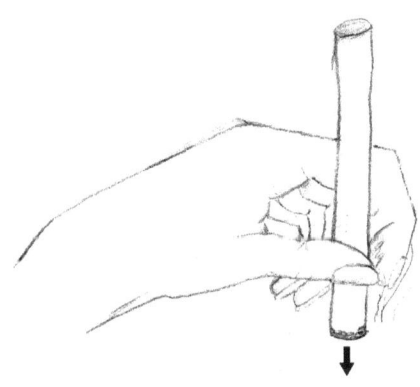

Bei **akuten Beschwerden** behandeln Sie in der Regel jeden zweiten Tag insgesamt 8 – 10 x.

Bei **chronischen Beschwerden** moxen Sie bis zu 3 x täglich. Nach 10 Tagen legen Sie eine Woche Pause ein.

TuiNa AnMo

Diese Massageform beruht auf dem System der Meridiane und der Akupunkturpunkte. Es gibt verschiedene Techniken, mit denen einzelne Akupunkturpunkte oder Meridiane mit Fingern, Hand oder Ellenbogen behandelt werden.

Viele Störungen im Bewegungsapparat können nach genauer Diagnose ohne einen chirurgischen Eingriff behandelt werden. Gelenke werden beweglicher, die Muskulatur gedehnt und entspannt, Schmerzen gelin-dert, Verspannungen gelöst.
Es werden aber nicht nur orthopädische Krankheiten behandelt. Auch bei anderen Beschwerden kann TuiNa AnMo sehr hilfreich sein.

Die TuiNa-Behandlung hat drei verschiedene Phasen:

--> die Aktivierung der Energie in den Meridianen durch Streichen, Reiben oder Wischen
--> die verschiedenen Techniken und Lokalisationen die abhängig von den jeweiligen Beschwerden sind,
--> die Beruhigung und Harmonisierung.

Achtung: keine Massage des Kreuzes bei Schwanger-schaft!

Hacken

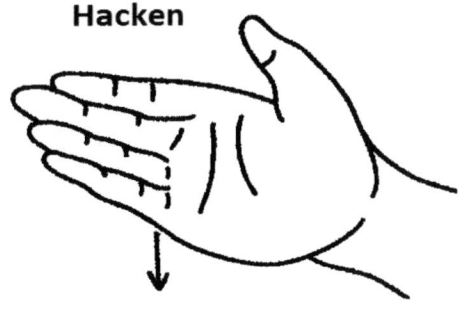

Drücken + Schieben

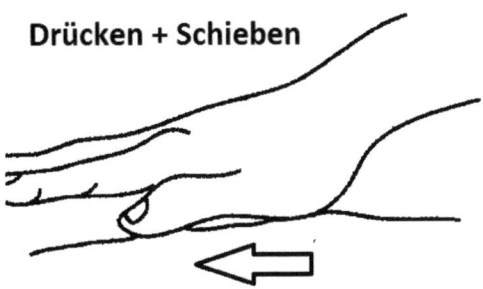

Kreisendes Drücken

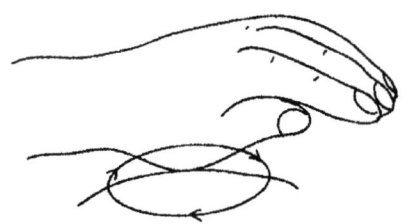

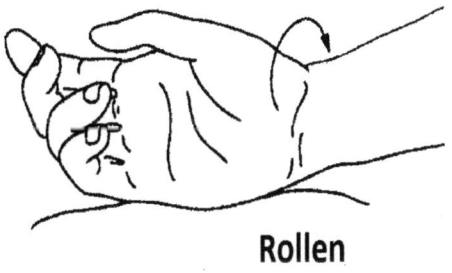

Rollen

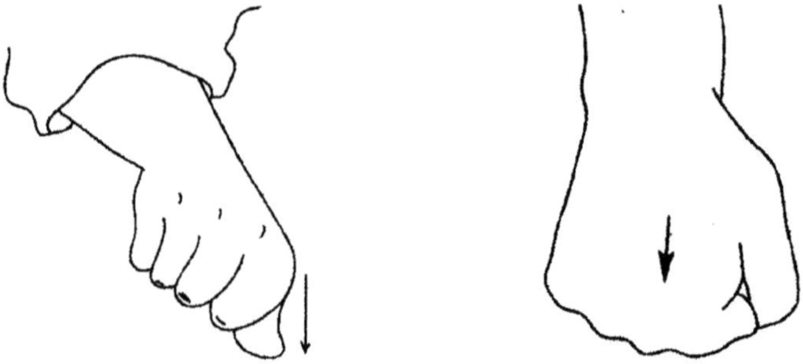

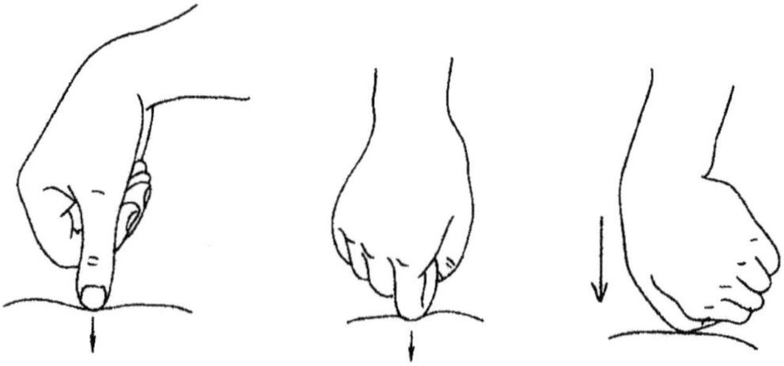

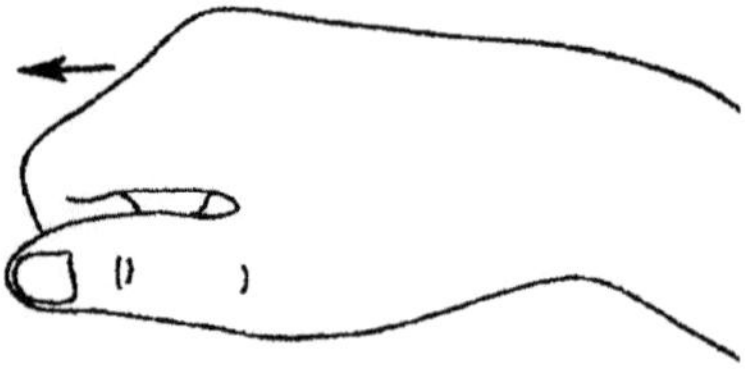

Drücken

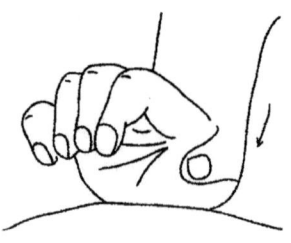

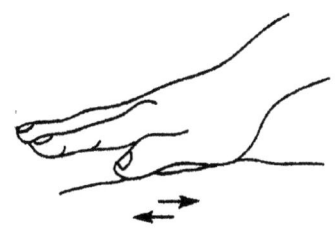

Schieben

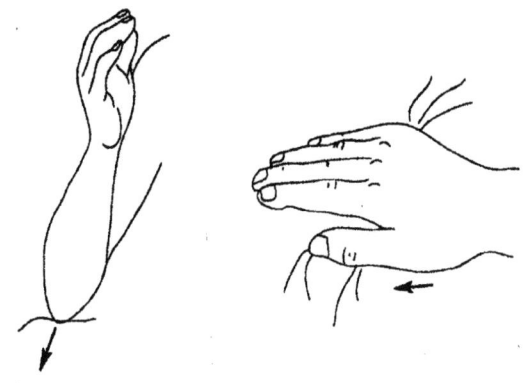

Zwicken

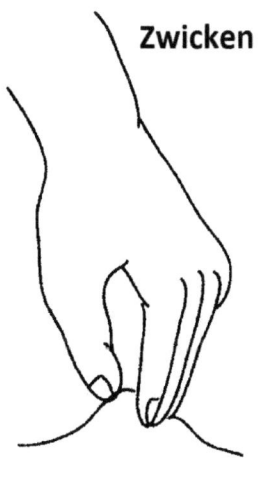

Die folgenden Behandlungsbeispiele sind Vorschläge, die Sie verändern können.

Rückenschmerzen

- Reiben Sie mit beiden Händen ohne abzusetzen vom Nacken bis zur LWS entlang des Blasenmeridians und zurück je 20x
- reiben Sie mit beiden Händen entgegengesetzt quer zur Wirbelsäule vom Nacken bis zur LWS je 20x
- rollen Sie entlang der Wirbelsäule auf beiden Seiten je 20x
- drücken Sie mit beiden Händen die Wirbelsäule von der LWS bis zum Nacken je 30x
- suchen Sie die lokalen AhShi-Punkte und drücken Sie sie ebenfalls je 30x
- klopfen, schlagen und trommeln Sie entlang der Wirbelsäule beidseitig je 20x
- zupfen und kneifen Sie von der Lende zum Nacken die Muskeln auf beiden Seiten der Wirbelsäule und heben Sie sie etwas an beidseitig je 20x
- streichen Sie den Rücken beidhändig je 20x aus
- pressen Sie entlang des Blasen-Meridians die Akupunktur-Punkte je 20x
- beenden Sie die Massage mit Streichungen

Selbsthilfeübung bei Kreuz- und Hüftschmerzen

- Reiben Sie kräftig mit den Knöcheln Ihrer Faust über die schmerzenden Stellen am Rücken oder Hüfte, auch entlang schmerzender Stellen am Bein
- drücken Sie schmerzende Punkte
- streichen Sie die behandelten Stellen aus.

Hüftschmerzen

- Streichen und rollen Sie entlang der Wirbelsäule je 20x
- streichen und rollen Sie die Hüften beidseitig je 20x
- suchen Sie die AhShi-Punkte und Ga 30, drücken sie gleichzeitig je 30x
- reiben Sie die Außen- und Hinterseiten der Beine entlang je 20x
- kneifen und zupfen sie entlang der Beine je 20x
- zwirbeln Sie erst den linken, dann den rechten Unterschenkel je 20x
- streichen Sie Hüfte und Beine aus.

Gua Sha

Diese Schabe-Massage beruht auf dem Prinzip, dass das Körperinnere mit dem Körperäußeren (Yin und Yang) verbunden ist. Krank machende Faktoren sollen so abgeleitet werden.

Dabei wird die angefeuchtete oder eingeölte Haut mit speziellen Schabern oder einem Kuhhorn gereizt. Sie können aber auch einen chinesischen Suppenlöffel aus Porzellan oder den Deckel eines Marmeladenglases o.ä. verwenden.

Gua Sha Schaber
www.dmc-natur.de

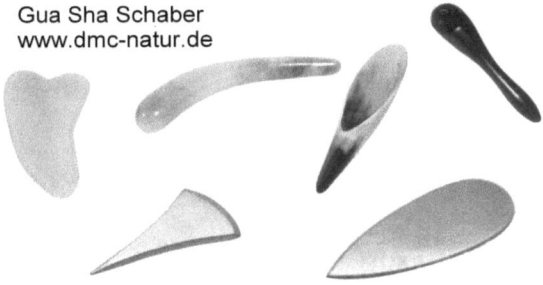

Man fährt mehrfach paravertebral in etwa 5 – 10 cm langen Strichen entlang des Blasenmeridians vom Kopf zum Steiß, entlang der Meridiane, der Head'schen Zonen, Reflexzonen oder in den betroffenen Bereichen (Muskeln) über die Haut bis zur Erwärmung oder noch besser, bis die Haut kleine oder größere fleckenförmige Rötungen zeigt. Dann stoppt man die Manipulation. Es können aber auch Hämatome auftreten, die nach einigen Tagen verschwinden (erwünscht: Ausleitung von „Giftstoffen" oder krankmachende Faktoren!). Die Therapie kann schmerzhaft sein, nach der Massage kann es sich anfühlen wie Muskelkater!

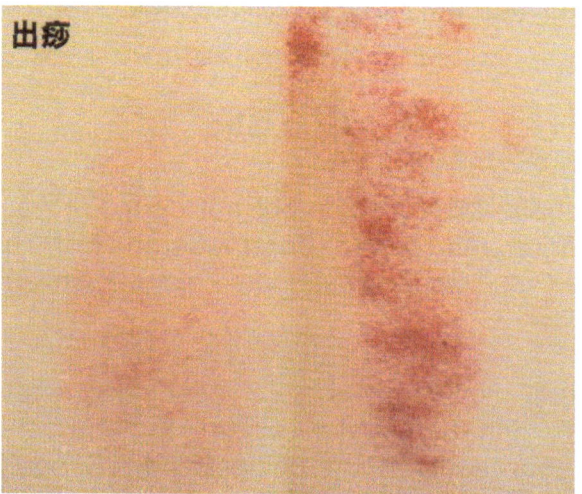

Die Durchblutung wird gefördert, der Stoffwechsel angeregt, die Verspannungen gelöst und über die geöffneten Hautporen wird durch das Schwitzen das Bindegewebe entgiftet.

Es wird bei Schmerzen und Verspannungen am Bewegungsapparat eingesetzt und erreicht über die entsprechenden Shu-Punkte auch die inneren Organe.

Rückenschmerzen

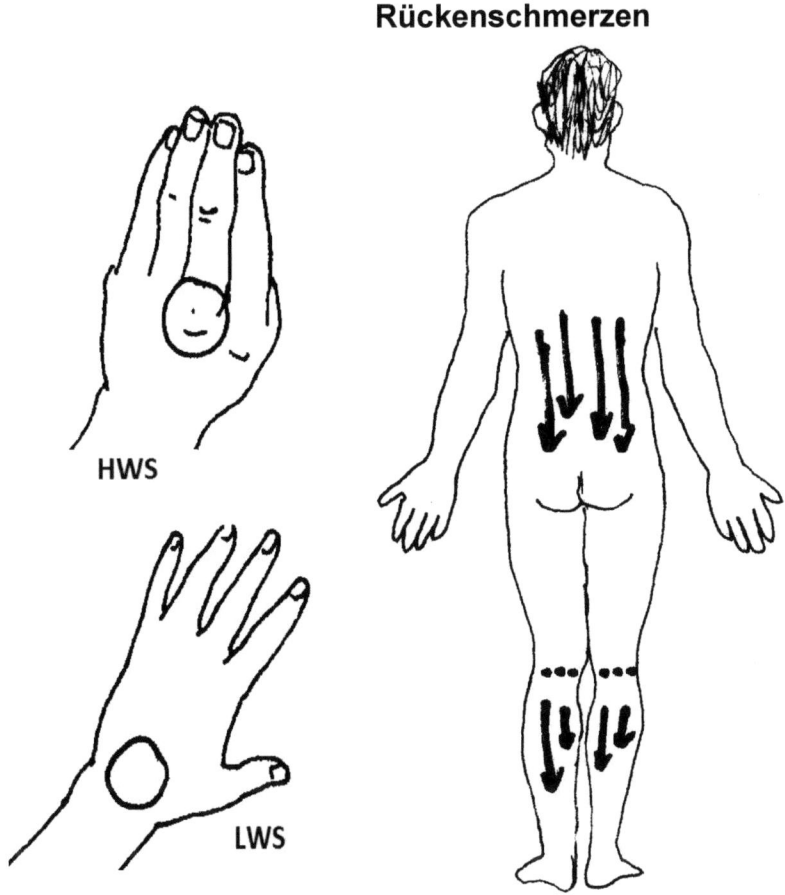

HWS

LWS

Achtung: Kein Gua Sha bei Verletzungen, entzündli-chen Hauterkrankungen und Blutgerinnungsstörungen!

Ba Guan

ist in der westlichen Medizin unter dem Begriff „Schröpfen" bekannt.

Dabei werden Glasglocken aufgesetzt. Es gibt diese in verschiedenen Größen und Ausführungen. Mit einem brennenden Wattebausch wird ein Vakuum in einem Glas erzeugt und auf die zu behandelnde Stelle für etwa 5 – 20 Minuten aufgesetzt.
Ich bevorzuge Schröpfgläser mit einem Gummiballon, um damit ein Vakuum im Glas herzustellen. Dadurch saugt sich das Glas an der Haut fest.

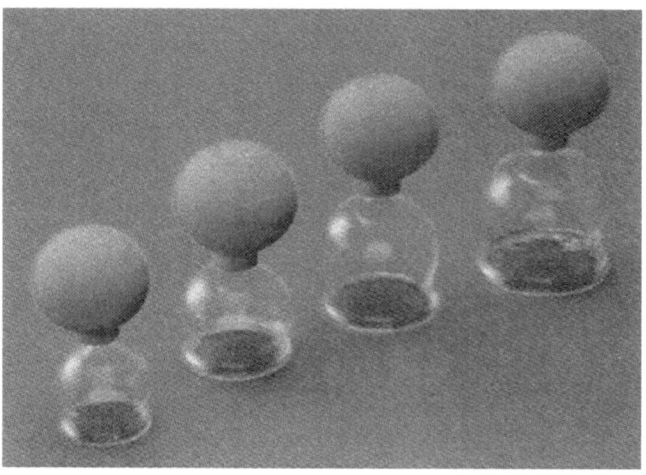

Wirkung: die kleinen Blutgefäße in der Haut weiten sich und werden stärker und besser durchblutet und hilft u.a. bei Durchblutungsstörungen, verhärteten Knoten in der Haut , bei Muskelkrämpfen und chronischen Kopf- und Rücken- schmerzen. Es wirkt über Nervenfasern auch direkt auf innere Organe.

Es werden etwa vier bis zehn Schröpfgläser benötigt.

Ich bevorzuge am Rücken die sogenannte „**Schröpf-massage**". Der Rücken wird mit einem speziellen Massageöl oder – ohne Wirkverlust – mit einem Lebensmittelöl Ihrer Wahl eingeölt. Die aufgesetzten Schropfgläser werden 8-förmig paravertebral (neben der Wirbelsäule) hin- und hergeschoben (Shu-Punkte!). Vergessen Sie nicht die verspannte Muskulatur!

Achtung! Die Massage könnte schmerzhaft sein. Durch die verstärkte Durchblutung können Hämatome entstehen! **Kein Schröpfen** bei Patienten mit Blutgerinnungsstörungen und Neigung zu inneren Blutungen, nicht bei akut entzündlichen Prozessen und Nierenerkrankungen!

Verspannungen im Rücken

Die Rückenmuskulatur im Lenden-, Brust- oder Schulterbereich ist oft sehr hart und verspannt. Bei diesen meist sehr schmerzhaften Verspannungen ist eine **Schröpfmassage** angebracht.

Diese Therapie hilft auch bei akuten Rückenschmerzen, besonders, wenn Sie lange am PC gesessen haben.

- Das Schröpfglas wird auf die Pobacke aufgesetzt und paravertebral (neben der Wirbelsäule) in einer großen Acht auf dem gut eingeölten Rücken etwa 8 – 10 Minuten nur auf einer Seite auf und ab gefahren. Danach wechseln Sie die Seite und massieren ebenso
- **Achtung:** Wechseln Sie nie irgendwo auf die andere Seite der Wirbelsäule, sondern nur entweder am 7. Halswirbel, leicht zu finden wegen des vorspringenden Dornfortsatzes, oder am 4. Lendenwirbel (Kreuzbein)!
- Setzen Sie Schröpfgläser auf Bl 40
- Als Abschluss bringen Sie einige Tropfen eines Minzöls oder Rosmaringeist auf den Rücken auf.

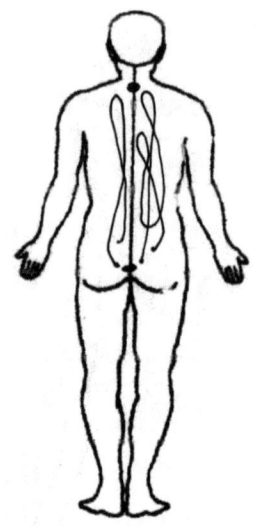
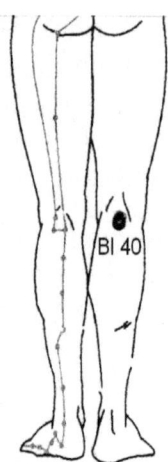

Chronische Rücken- und Kreuzschmerzen

Meistens sind abgenutzte Bandscheiben oder degenerative Gelenkveränderungen der Lendenwirbelsäule, verursacht durch Fehlbelastungen z.B. bei Übergewicht oder falscher Haltung, aber auch Altersbeschwerden die Ursache. Ebenso können psychosoziale Faktoren wie Überforderungen im beruflichen oder privaten Bereich oder Organerkrankungen (z.B. Nieren-, Magen-, Darm- oder gynäkologische Erkrankungen) Auslöser für Schmerzen sein. Lassen Sie bei ständigen Schmerzen die Ursachen vom Fachmann abklären!

In vielen Fällen kann Ba Guan sehr wirkungsvoll sein. Allerdings sind, um eine dauerhafte Schmerzbefreiung zu erreichen, oft Krankengymnastik oder spezielle Kräftigungsübungen für Muskeln und Bändern erforderlich.

- Massieren Sie 1 x tägl. mit dem Schröpfglas etwa 5 Min. beide Seiten des Lendenbereichs

- Danach setzen Sie Gläser für 10 Min. auf die Punkte Bl 23, Bl 25, LG 3, Gb 30, Bl 40, Bl 57

- Bei Taubheitsgefühl und Schmerzen in den unteren Gliedmaßen zusätzlich Gb 34.

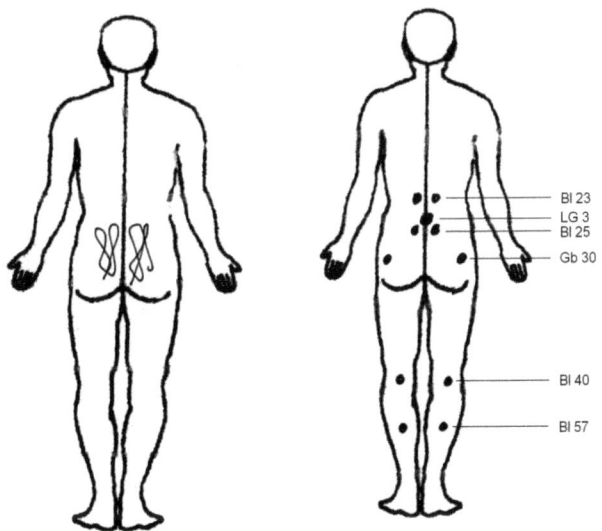

Nackenbeschwerden

- Massieren Sie mit dem Schröpfglas den eingeölten Nacken und die Schulter
- massieren Sie entlang der BWS
- streichen Sie die massierten Stellen mit den Händen aus.

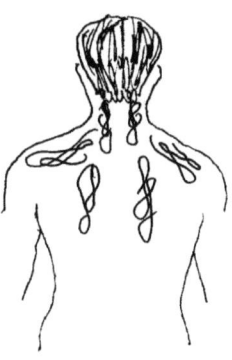

Ohrakupunktur

Bereits in Ägypten, Griechenland und auch in China wurden spezielle Punkte am Ohr mit Stimulation (Massage, bluten lassen, stechen, kautern...) behandelt. Auch in der Erfahrungsheilkunde der Roma und Sinti wurden Ohrpunkte bei rheumatischen und arthritischen Schmerzen mitbehandelt.

Forscher gehen davon aus, dass es besondere Leitungsbahnen zwischen Ohr und Gehirn gibt. Es wird behauptet, dass die Behandlung von Krankheiten des Zentralnervensystems (ZNS) über das Ohr schneller wirkt als über die Körperakupunktur.

In der TCM sind die Ohrpunkte Orte der Konzentration und der Ableitung der reinen Energie der Organe und Eingeweide. Sie ergeben mit den Körperpunkten eine Einheit.

Die Energielehre des Yang und Yin wurde in der TCM nicht auf die Ohr – Akupunktur übertragen, sondern sie hat sich mit den empirisch (aus Erfahrung) gefundenen Punkten begnügt.

Dr. Paul Nogier hat die **Ohrakupunktur** (Aurikulotherapie) im Westen weiterentwickelt. Er entdeckte die holistische (das Ganze betreffend) Projektion der Körper- und Organsysteme in der Ohrmuschel. Sämtliche Organe und Körperzonen können über diese Zonen im Ohr beeinflusst werden und umgekehrt.

Früher wurde goldener Ohrschmuck im Ohrläppchen getragen, um die Augen zu stärken. Aber Ohrschmuck, Tätowierungen, Narben,... können durchaus auch zu Störfeldern werden.

Zu ähnlichen Erkenntnissen kamen auch Akupunkteure, die ein System von Punkten und Körperbeziehungen auf der Nase, den Händen, den Füßen, am Schädel, im Mund und in der Vagina fanden.

Ohrpunkte sind **Alarmpunkte!** Diese Punkte sind druckempfindlicher als die Umgebung, können sich auf Reizung röten. Bei der Inspektion des Ohres muss man auf Narben, Rötungen, vermehrte Gefäßzeichnung oder sonstige Hautveränderungen achten.

Wirbelsäule und Nullpunkt

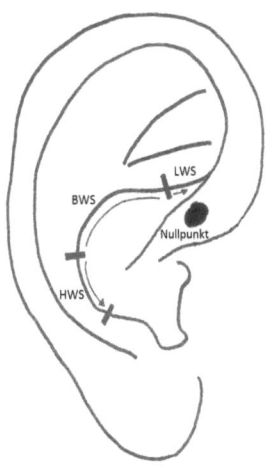

Ohrtafel für medizinisches Hilfspersonal in China

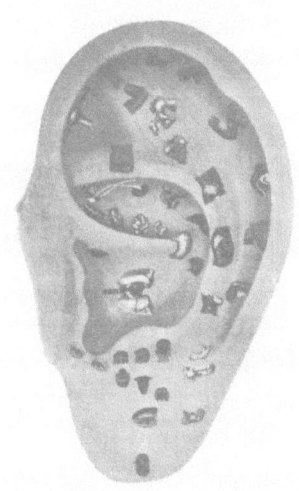

Dabei wird beim Rechtshänder das linke Ohr und beim Linkshänder das rechte Ohr stimuliert.

- Suchen Sie den empfindlichsten Punkt im entsprechenden Areal!
- Stimulieren Sie, indem Sie mit dem Zeigefinger hinter Ihre Ohrmuschel greifen und den Daumen vorn auf den Punkt legen. Die Finger sollten dabei kreisen.

Für die Ohr-Akupunktur oder -Massage ist der **Nullpunkt** sehr wichtig. Er macht das Ohr empfänglich für die Therapie. Er liegt in einer Vertiefung etwa in der Mitte der Helixwurzel. **Achtung:** er ist meist sehr schmerzempfindlich.

Es gibt Kunststoffstäbe für die Akupressur am Körper und am Ohr. Damit kann man den Punkt genauer treffen und stimulieren. Aber die „Wirbelsäulenpunkte" am Ohr können sehr gut mit dem Nagel des Zeigefingers stimuliert werden.

Oft wird der Stimulationsschmerz am Ohr im Laufe der Massage geringer.

Die Ohrpunkte können sehr gut mit den entsprechen-den Meridian-Punkten der Akupressur kombiniert werden (siehe dort)

Verspannte Nackenmuskulatur
   - Suchen Sie am Ohr den Nullpunkt und im Bereich der Halswirbelsäule (HWS) die schmerzhaften Punkte
   - stimulieren Sie jeden Punkt mit dem Nagel des Zeigefingers
   - bewegen Sie während der Akupressur langsam den Kopf hin und her.

Verspannungen an der Brustwirbelsäule (BWS)
Verspannungen der BWS äußern sich nicht nur lokal, sondern können Atmung, sowie Herz und Kreislauf belasten.
   - Suchen Sie den Nullpunkt und die schmerzhaften Punkte im Bereich der BWS
   - stimulieren Sie sie etwa 10 Minuten lang
   - unterstützen Sie diese Therapie durch entsprechende gymnastische Übungen

Schmerzen an der Lendenwirbelsäule (LWS)

Auffällig ist, das meist der Bereich der LWS störanfällig ist. Ist es anfangs ab und zu der „Hexenschuss", der auch von selbst vergehen kann, werden mit zunehmendem Alter die lokalen Schmerzen wegen der Abnutzungserscheinungen stärker.

- Suchen Sie den Nullpunkt und die schmerzhaften Punkte im Bereich der LWS
- stimulieren Sie ca. 5 – 10 Minuten

Kreuzbein- und Steißbein-Schmerzen

Schmerzen meist durch Prellungen und Stauchungen des Steißbeins können sehr hartnäckig sein.

- Suchen Sie den Nullpunkt und die schmerzhaften Punkte im Bereich der LWS
- stimulieren Sie kräftig ca. 5 – 10 Minuten

Handakupunktur

Bereits im 2. Jahrhundert v. Chr. wurden Bücher über die Handanalyse geschrieben. Die Handdiagnostik ist auch heute ein Teilbereich der visuellen Diagnostik in der TCM. Dabei werden individuelle Stärken und Schwächen, Veranlagung zu bestimmten organischen Störungen und Krankheiten festgestellt.

Bei der Therapie werden Punkte auf dem Handrücken und der Handfläche gedrückt, massiert oder mit Fingernagel, Holz- oder Kunststoffstäbchen stimuliert.

Schmerzen im Bewegungsapparat

1 Grundgelenke
2 Mittelgelenke
3 Endgelenke
4 Daumensattelgelenk

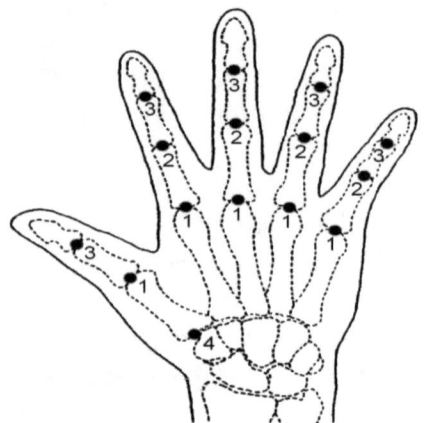

Hier werden spezielle Bereiche der Hand, die den Reflexzonen entsprechen, gedrückt oder gerieben (30 Sekunden lang kräftig reiben).

Stirnschmerzen (1): reiben Sie am Zeigefingerendgelenk

Nacken-/HWS-Schmerzen (2): reiben Sie vom Zeigefinger-grundgelenk in Richtung Mittelfinger

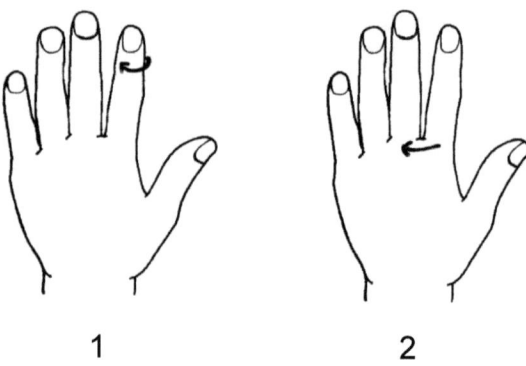

1   2

HWS-Beschwerden (3): reiben zwischen Daumengrund- und Endgelenk

BWS-Schmerzen (4): reiben Sie zwischen Daumengrund- und Daumensattelgelenk

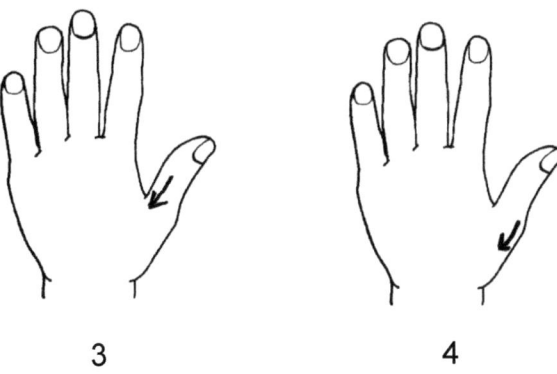

3   4

LWS-Beschwerden (5): reiben Sie vom Daumensattel- gelenk Richtung Speiche

Wirbelsäulen-Schmerzen (6): kreisen und reiben Sie im angegebenen Areal

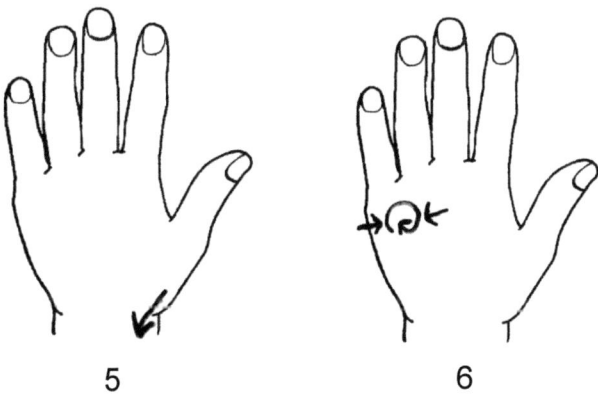

5   6

Rückenschmerzen (7): reiben Sie im Bereich Lende/Bein

Schmerzen an Hüfte, unterer Rücken (8): reiben Sie kräftig am Handgelenk

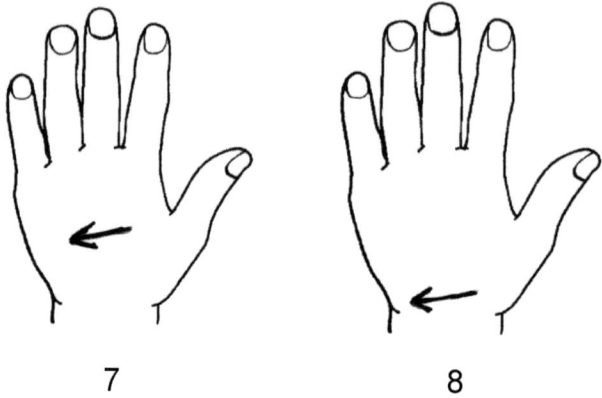

7   8

Die Segmenttherapie

Der Londoner Neurologe **Dr. Henry Head** (1861 – 1940) untersuchte systematisch die **Reflexzonen** des Körpers und fand heraus, dass alle inneren Organe über spinale Nervenfasern, die paarig aus dem Rückenmark entspringen, mit Hautbezirken verbunden sind, die ebenfalls zu den inneren Organen eine Verbindung haben. Sie sind Teil des peripheren Nervensystems.

1889 wies er auf Zusammenhänge zwischen bestimmten Hautbereichen und inneren Organen hin. Verhärtungen, Schwellungen, Hautveränderungen (Haarausfall, Rötung, Schuppen, Narben,...) oder eine gewisse Schmerzempfindlichkeit können Alarmzeichen einer Störung der inneren Organe sein.

- Er wies nach, dass **Nervenbahnen** einer genau begrenzten Hautzone **(Dermatom)** und **eines inneren Organs** zum gleichen **Rückenmarksabschnitt** gehören.

- **Sir James Mackenzie** (1853 – 1925), ein schottischer Kardiologe, wies auf den Zusammenhang innerer Organe und entsprechenden **Myotomem** (Muskelzonen) hin.

- Das Ausbreitungsgebiet eines **Spinalnervs** in Körper und Extremitäten entspricht einem **Segment**, das nach dem entsprechenden **Rückenmarksabschnitt** bezeichnet wird.
- **Prof. Dr. Max Kibler** (1900 – 1973) fand dafür die Bezeichnung „**Segmenttherapie**".

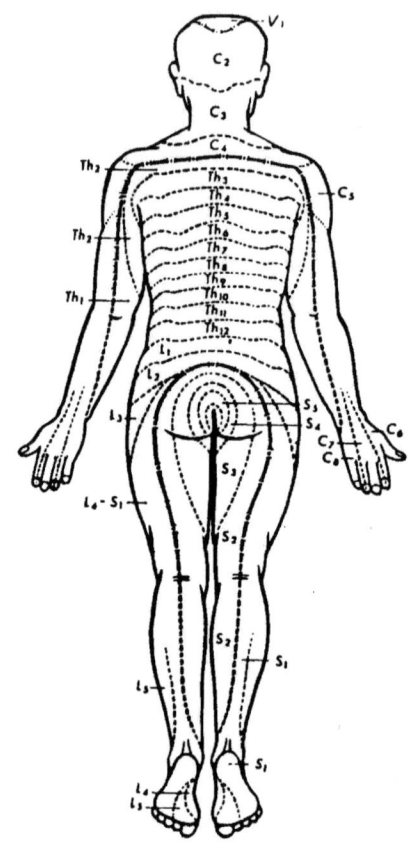

Zuordnung der Dermatome zu den spinalen Nervenfasern
(Head'sche Zonen) und entsprechenden Organen

Th1 – Th5	Herz
C3 – C4, Th3 – Th9	Lunge
Th4 – Th5	Speiseröhre
Th5 – Th9	Magen
Th10 – S1	Dünn- und Dickdarm
Th8 – Th10	Leber und Gallenblase
Th8	Bauchspeicheldrüse
Th8 – S1	Niere

Da es Wechselwirkungen zwischen Organ und Haut **(kuti – viszeraler Reflex)** und auch zwischen Haut und Organ gibt, werden diese Erfahrungen nicht nur diagnostisch (Segmentdiagnostik), sondern auch therapeutisch (Segmenttherapie) genutzt.

So können beispielsweise Schulterschmerzen durch-aus ihren Ursprung in einer Oberbauchperitonitis haben, da sie dem sensiblen Hautgebiet des gleichen Spinalnervs, der sogenannten **Head'schen Zone** zugeordnet ist.

Die **Kalchschmidt-Probe** oder **Head'sche-Zonen-probe** untersucht dieses Phänomen.

Es können auch Schmerzen in der Muskulatur (Myotom) des entsprechenden Segments auftreten **(Mackenzie-Probe)**, deren Ursache ebenfalls eine Irritation des Spinalnervs durch eine Erkrankung eines inneren Organs ist. Ein Beispiel wären Schmerzen im linken Arm bei einem Herzinfarkt.

Ebenso können **Myogelosen,** das sind knotenartige und sehr oft schmerzhafte Verspannungen der Muskulatur durch Fehlbelastung oder Fehlhaltung in einem Segment Irritationen im entsprechenden Organ auslösen.

Erkrankungen innerer Organe können im entsprechenden **Dermatom** (Hautareal) Veränderungen hervorrufen. Diese können sein: vermehrtes lokales Schwitzen (Hyperhidrosis), Pigmentveränderungen, Narben, Überempfindlichkeit (Hypersensibilität) oder verstärkte lokale Schmerzempfindlichkeit, (Hyperalgesie), „Gänsehaut".....

Aber auch Störungen der Haut können durch ihre Reize Störungen und Erkrankungen der inneren Organe verursachen. Grund dafür sind die Nerven des Rückenmarks. Sie versorgen in ihrem Segment (Abschnitt) nicht nur die Haut (Kutis), sondern auch entsprechende Muskeln und inneren Organe (viscera).

So können Narben, Ohrringe, Nasenringe, Piercings,...über den Reflex ein zugeordnetes Organ negativ beeinflussen, wie auch umgekehrt ein erkranktes Organ die Reflexzonen der Haut schmerzhaft verändern kann.

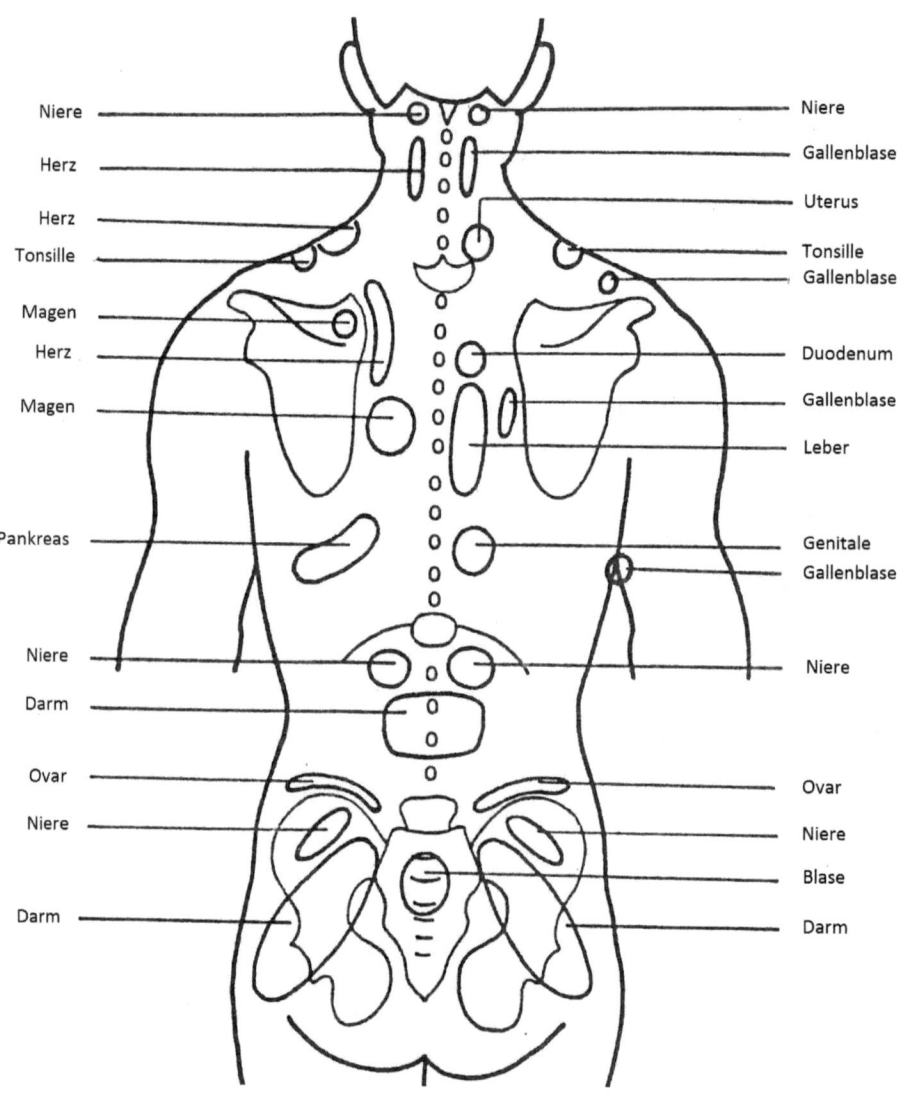

Walter und Ferdinand Huneke entdeckten 1925 die heilende Wirkung von Procain. 1940 entdeckte Ferdinand Huneke das sog. **Sekunden-Phänomen.** Dies bedeutet, dass bei Ausschaltung des Störfeldes durch Injektion eines Lokalanästhetikum (Procain oder Lidocain) Schmerzen oder andere Einschränkungen sofort verschwinden. Sie bezeichneten diese Therapieform als „Neuraltherapie".

In der **Neuraltherapie** geht man davon aus, dass chronische Erkrankungen sehr oft **störfeldbedingt** sind. Jede Stelle des Körpers kann ein Störfeld sein. Gewebsveränderungen in Organen wie Darm, Zahn- und Kieferbereich, Tonsillen, im Urogenitalbereich ..., Narben, geopathogene Reize (sogenannte Erdstrahlen) u.a.m. können die Reaktionslage des Körpers so verändern, dass sich Krankheiten entwickeln. Ziel ist die Selbstheilung des Organismus über das vegetative Nervensystem.

Die Neuraltherapie wird bei einer Vielzahl von Regulations- und Funktionsstörungen eingesetzt, u.a. bei: Rückenschmerzen, Gelenkerkrankungen, Kopfschmerzen,...

Diese Therapieform ist Ärzten vorbehalten!

Diagnostische Hinweise

– Alle **Narben** in einem gestörten **Segment** sind immer wichtig und sollten behandelt werden, auch Narben von Furunkeln, Abszessen, alten Wunden, die lange geeitert haben.

– Achten Sie auf **Störfelder** wie chronische Mandelentzündung, Nebenhöhlenentzündung, beherdete Zähne usw.

– **Druckdolente** (auf Druck schmerzhafte) **Punkte** und **Areale** werden überprüft und behandelt.

- Die **Muskulatur** und das **Bindegewebe** werden überprüft auf **Verspannungen** und **Muskelknoten** und behandelt. Gelosen sind kleine Bindegewebsknötchen, die
  man leicht spürt, wenn der Hautbereich gründlich
  eingeölt und dann abgetastet wird.

- **Knochen** und **Knochenhaut** im entsprechenden
  Segment werden auf Druckschmerzhaftigkeit untersucht und behandelt.

- Die einzelnen **Dornfortsätze** der **Wirbelsäule** werden
  durch Beklopfen überprüft. Die Empfindlichkeit einzelner
  Abschnitte auf das Klopfen hat **diagnostische
  Bedeutung**.

Störfelder an der HWS nach Dr. Gleditsch

links   Druckschmerz   rechts

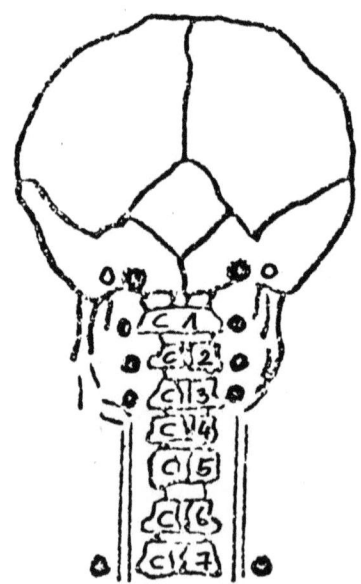

C 0: Stirnhöhle, oberer
Nasenraum

C 1: Kieferhöhle, unterer
Nasenraum

C 2: Oberkiefer

C 3: Unterkiefer

C 4-7: Ohr/ Mandel (älterer
Prozess)

C 7: Ohr/ Mandeln (akut)

- **Die rechte Mandel** hat u.a. eine Beziehung zur mittleren und unteren Wirbelsäule, zur rechten Hüfte, rechtem Knie, dem rechten Mittelfußgelenk.
- **Die linke Mandel** bewirkt u.a. Störungen in der linken Hüfte, dem linken Knie und linkem Mittelfuß.

(Kurs-Mitschrift Dr. Gleditsch)

Die Behandlung des Segments

Der **kutoviszerale Reflex** ist die Basis der **Segmenttherapie,** die in den sogenannten **Head'sche Zonen** angewandt wird.

- **Kibler** injizierte als erster, angeregt durch die **Neuraltherapie** der Brüder Huneke, in schmerzhafte Punkte ein **Neuraltherapeutikum = Lokalanästhetikum** (Procain, Lidocain, Acidum formicicum, Kochsalz...) und erzielte dadurch eine **Heilbetäubung im Bereich der Erkrankung.** Dies wirkt nicht nur als Nervenblockade, sondern stellt einen Zusatzreiz dar, um die gestörte **Regulationsfähigkeit** des Körpers wieder herzustellen.
- Das **Injizieren** von verschiedenen indizierten Homöopathika (=homöopathische Mittel), von Kochsalzlösung (NaCl), Acidum formicicum (=Ameisensäure), auch verdünnt mit NaCl in **druckdolente** (=druckschmerzhafte) **Punkte** ist eine erfolgversprechende Form der Segmenttherapie.

Achtung: Injektionen sind Ärzten oder Heilpraktikern vorbehalten!

Was können Sie tun?

Durch die Anwendung folgender Behandlungen erhöht sich die Durchblutung im entsprechenden Dermatom und daraus folgt auch eine verbesserte Durchblutung im zugehörigen Organ.

Bei akuten Beschwerden wählt man eine kräftigere Anwendung für kurze Zeit, während chronische Leiden längerfristig eine zartere Anwendung erfordern.

Wärmeanwendungen bewirken außer einer lokalen Erwärmung reflektorisch im zugehörigen Segment eine verstärkte Durchblutung.

Durch **Kälteanwendungen** kontrahieren nicht nur die lokalen, sondern auch die Gefäße im zugeordneten Segment: dies bewirkt eine Hemmung von Entzündungs- vorgängen.

Äußerliche Behandlungen durch **Einreibungen** mit verschiedenen Salben, Ölen und Tinkturen haben eine lokale Wirkung, sie können aber auch über kutoviszerale Reflexe Einfluss auf innere Organe nehmen. Eine intensivere Wirkung erzielen Sie, wenn Sie vor dem Einreiben die Haut mit einem Lavastein leicht vorbehandeln.

Die nachfolgend angeführten Rezepte, Öle und Tinkturen sollen Ihnen Beispiele für die Behandlungen der Segmente, aber auch zur lokalen Therapie geben.

Öle und Tinkturen

Bei der **Reiz- und Reflextherapie** (Segmenttherapie) verwendet man hauptsächlich ätherische Öle. Die erhalten Sie in Reformhäusern oder Apotheken. Sie sollten natürliche Öle nehmen, nur sie sind für die Therapie wirkungsvoll, nicht die Raumdüfte, die oft synthetisch hergestellt wurden. Unverdünnte ätherische Öle werden von der Haut leicht aufgenommen und verteilt. Sie können jedoch zu Hautreizungen führen.

- Als **Massageöl** mischen Sie deshalb im Verhältnis 1 Teil ätherisches Öl und 2 Teile Pflanzenöl. Traubenkernöl zieht relativ schnell in die Haut ein, Mandelöl pflegt die Haut

- Für die **lokale Behandlung** von Erkrankungen am Bewegungsapparat und Gelenkserkrankungen eignen sich ebenfalls Salben, Öle und Tinkturen (aus der Apotheke)

- **Wacholderbeerenöl** hilft bei **Rheuma-, Muskel-** und **Nervenschmerzen.** Dafür lassen Sie 1 Handvoll zermahlener Beeren 1 Monat in ½ Liter Olivenöl ziehen, filtern dann ab. Verwenden Sie das Öl als Einreibung.

- Nicht zu vergessen das **Johanniskrautöl**, auch **Rotöl** genannt, das zur Einreibung bei **Hautschwellungen, rheumatischen** Beschwerden und **Nervenschmerzen** dient.

- Ein gutes **Einreibemittel** ist **Kampferspiritus** und **Wacholderspiritus** zu gleichen Teilen gemischt bei **Rheuma, Muskelschmerzen, Müdigkeit....**

- Bei **Kreuzschmerzen** mischen Sie 1 Teil Johanniskrautöl mit 2 Teilen Beinwelltinktur.
Damit reiben Sie die Wirbelsäule im akuten Zustand alle 3 Stunden, bei erkennbarer Besserung 2 x täglich ein.

- **Löwenzahnöl** löst **Muskelverspannungen und -Schmerzen.** Löwenzahnblüten in einem Glas mit Olivenöl übergießen bis alle Blüten bedeckt sind, verschließen, etwa vier bis sechs Wochen an einen hellen, warmen Platz stellen. Öfters schütteln, dann abfiltrieren und in eine dunkle Flasche füllen.

- **Knoblauchessig** hilft bei **schmerzenden Gelenken**, aber auch bei **Kreuzschmerzen.**
Dafür schälen und pressen Sie ca. 100 g Knoblauch und schütten ½ Liter Apfelessig darüber, lassen ihn 3 Wochen bei Zimmertemperatur stehen. Schütteln Sie ihn immer wieder und seihen ihn dann ab. Machen Sie damit einen Umschlag oder reiben die schmerzenden Stellen ein.

- Salben wie Tigerbalm, Serpalgin-, Capsicum-, Bienengift-Salben

Getrocknete Kräuter können Sie, falls Sie sie nicht selber sammeln, in Apotheken erhalten.

Achtung! Bitte denken Sie daran, wenn die Schmerzen länger als eine Woche andauern, sollten Sie den Rat eines Arztes oder Heilpraktikers einholen.

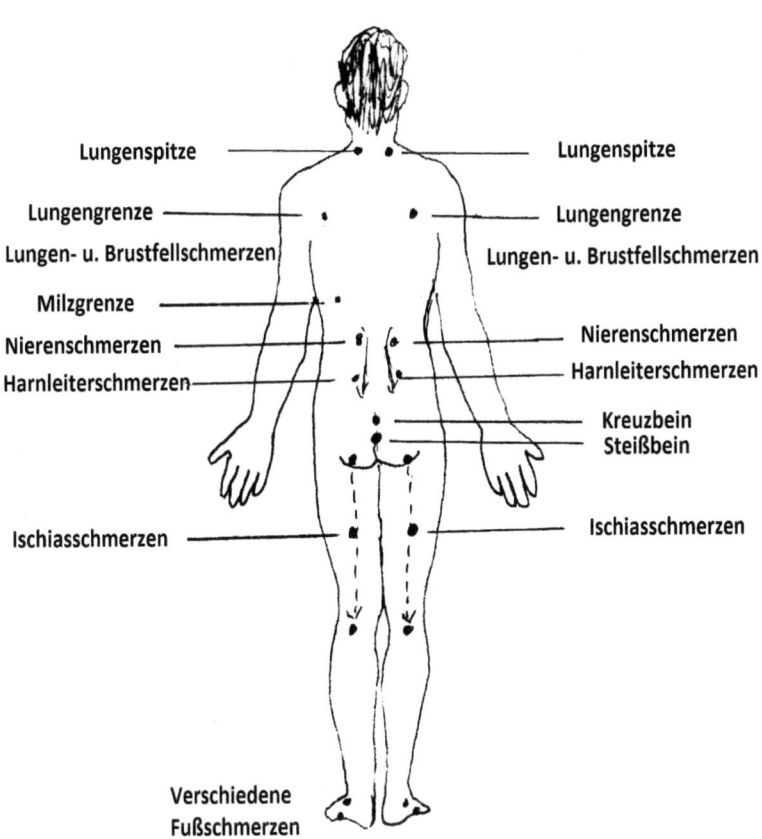

Lungenspitze

Lungengrenze

Lungen- u. Brustfellschmerzen

Milzgrenze

Nierenschmerzen

Harnleiterschmerzen

Lungenspitze

Lungengrenze

Lungen- u. Brustfellschmerzen

Nierenschmerzen

Harnleiterschmerzen

Kreuzbein
Steißbein

Ischiasschmerzen

Ischiasschmerzen

Verschiedene
Fußschmerzen

Chiropraktik und Osteopathie

Bereits im Altertum und in vielen Völkern kannten Ärzte und Heiler die Handgriffe um verklemmte Wirbel einzurenken. Allerdings geriet diese Behandlungsmethode in Vergessenheit und wurde erst Ende des 19. Jahrhunderts in den USA wieder entdeckt.

1870 beobachtete der Arzt **Andrew Taylor Still** bei Indianern wirkungsvolle Kunstgriffe um Fehlfunktionen der Wirbel-, Extremitäten- und kleinen Gelenke zu behandeln. Er nannte diese Methode **Osteopathie.**

Er ging davon aus, dass durch Schädigung des Bewegungsapparates der Organismus in seinem Zusammenspiel gestört wird.

Heute versteht man darunter ein Diagnose- und Therapieverfahren, das den Körper als funktionelle Einheit sieht mit gegenseitiger Beeinflussung aller Strukturen. So können Veränderungen eines Organs oder Gelenks Symptome an anderer Stelle hervor-rufen. Spezielle Griffe, die nicht gewaltsam oder schmerzhaft sein dürfen, bringen verschobene und blockierte Wirbel und Gelenke wieder in die richtige Position.

Diese Therapie ist besonders wirksam bei Rückenschmerzen.

Es wird erzählt, dass **Daniel David Palmer** 1895 einen Farbigen, der durch einen Sturz taub geworden ist, durch Manipulation der Halswirbel von seinem Leiden befreite. Das war angeblich die Begründung der **Chiropraktik.**

Diese Methode ist nicht ohne genaue Kenntnis des Wirbels zu begreifen. Eine Verlagerung oder Verschiebung eines Wirbels wirkt sich auch auf die Nervenstränge aus, da der verlagerte Wirbel den Nerv quetscht. Dies verursacht Schmerzen und kann – je nach Lokalisation des Wirbels – auch Auswirkungen auf das entsprechende Organ haben.

Es werden zahlreiche Krankheiten auf Blockaden und Fehlstellungen der Gelenke, vor allem der Wirbelgelenke, zurück geführt. Der Therapeut versucht, mit speziellen Griffen die natürliche Beweglichkeit der Gelenke wieder-herzustellen. Die Therapie ist häufig sanft, zum Teil auch mit stärkerem Druck, aber schmerzlos.

Es wichtig, dass diese Manipulationen von Fachleuten durchgeführt wird. Gerade beim „Einrenken" der Halswirbelsäule können schwerste Schäden entstehen, wenn bestimmte Vorsichtsmaßregeln nicht beachtet werden.

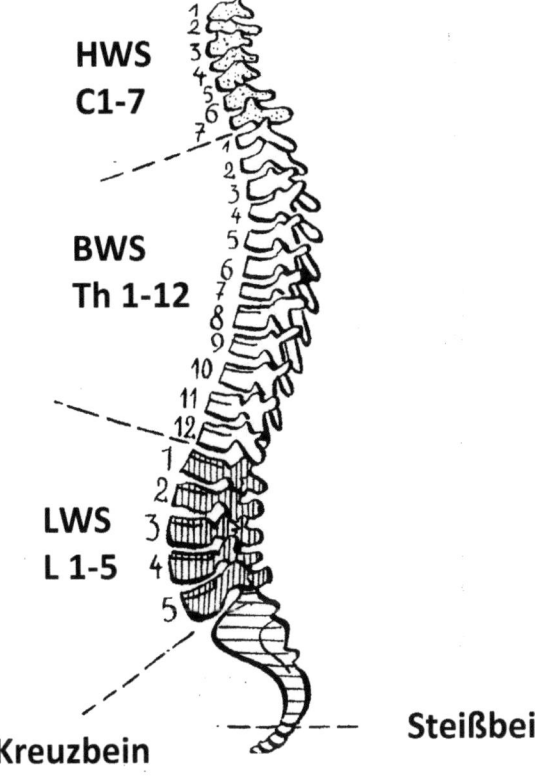

HWS
C1-7

BWS
Th 1-12

LWS
L 1-5

Kreuzbein   Steißbein

Zuordnung der Wirbel (Davenport AMERICAN CHIROPRAKTIK)
(C = Halswirbel, Th = Brustwirbel, L = Lendenwirbel)

C1	Gehirn, Innen- Mittelohr, Blutversorgung zum Kopf, Psyche
C2	Augen, Stirn, Nase, Nebenhöhlen
C3	Außenohr, Wangen, Zähne, Zunge, Lunge
C4	Ohrtrompete, Mund, Lippen
C5	Nase, Nebenhöhlen
C6	Rachen, Stimmbänder, Lymphdrüsen
C7	Nackenmuskeln, Schultern
Th1	Arme, Ellbogen, Handgelenke, Finger, Lunge, Herz
Th2	Herz, Lunge, Bronchien
Th3	Lunge, Herz, Bronchien, Brustkorb
Th4	Lunge, Herz, Gallenblase
Th5	Leber, Blut, Herz, Magen, Kreislauf
Th6	Magen
Th7	Magen, Leber, Pankreas, Gallenblase
Th8	Milz, Zwerchfell, Dünndarm
Th9	Nebenniere, Uterus, Dünndarm
Th10	Nieren, Uterus, Dickdarm
Th11	Niere, Harnleiter
Th12	Dünndarm, Dickdarm, Blase, Niere, Gebärmutter, Eileiter
L1	Dickdarm, Dünndarm, Leisten
L2	Blinddarm, Ober-, Unterschenkel, Knie
L3	Sexualorgane, Prostata, Gebärmutter Blase
L4	Ischiasnerv
L5	Füße, Knöchel
Kreuzbein	Hüftgelenk, Sexualorgane, Gesäß
Steißbein	Mastdarm

Amerikanische Chiropraktiker haben im Unterschied zu deutschen ein mehrjähriges Studium abgeschlossen. Ein ruckartiges Einrenken gibt es nicht, deshalb eignet sich diese amerikanische Methode auch für Säuglinge, Kleinkinder und empfindliche Menschen.
Zur Diagnose und Therapiekontrolle wird regelmäßig schmerzfrei gescannt.

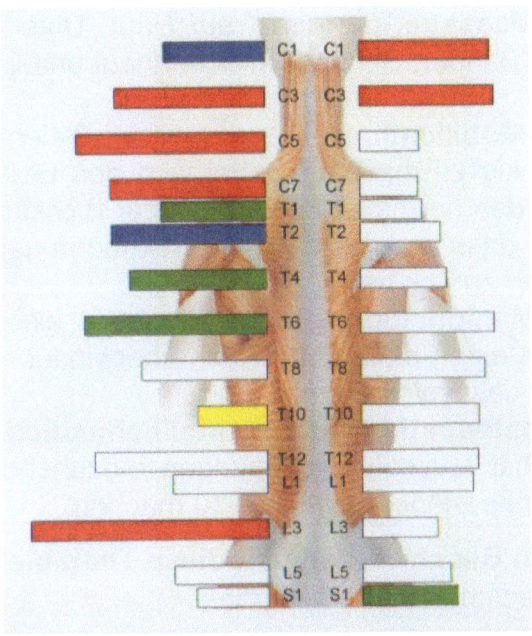

weiß: Normalzustand, grün: leichte-, blau: mittlere-,
rot: starke-, schwarz: ernste Störung
Davenport AMERICAN CHIROPRAKTIK, Messdaten von G.N.

Im **Unterschied** zur **Osteopathie** wirkt die **Chiropraktik** direkt auf den entsprechenden Wirbel ein, da nach Ansicht der klassischen Chiropraktiker Krankheiten durch eine Veränderung der Position der beiden oberen Halswirbel (Subluxation) entstehen.

Heute werden diese beiden Methoden als **Manuelle Medizin** bezeichnet und immer mehr Ärzte, Physiotherapeuten und Heilpraktiker wenden diese Behandlung an. In den USA kann dieses Spezialgebiet in einem vierjährigen Zusatzstudium erlernt und der Doktorgrad erworben werden.

Die Manuelle Therapie gliedert sich in drei Bereiche:

1. **die Massage,** die direkt auf Haut, Unterhaut, Muskeln, Bänder, Sehnen, ´Knochenhaut und Gefäße einwirkt.
2. **die Mobilisation,** die versucht, Gelenke wieder gelenkig zu machen. Dabei wird das Gelenk passiv über den normalen Bereich bis zur Blockade bewegt, ohne dass es knackt, einige Sekunden gehalten und wieder zurück bewegt
3. **die Manipulation,** die die Blockade eines Gelenks durch einen plötzlichen Ruck überwindet. Dabei entsteht das typische Knacken
4. **die osteopathische Weichteilbehandlung,** die das Ziel hat Muskelverspannungen aufzuheben und die Gelenke wieder beweglich zu machen.

Bei welchen Beschwerden hilft diese Therapie?

- Kopfschmerzen und Migräne
- Tinnitus
- Schwindel
- Augen- und Ohrenprobleme
- Schlafstörungen
- Atembeschwerden
- verschiedene Funktionsstörungen innerer Organe
- **zu den wichtigsten Indikationen** zählen akute und chronische Rückenschmerzen, Verspannungen, eingeschränkte Beweglichkeit des Rückens, Schulter- Nacken-und Hüftbeschwerden, Ischias-Beschwerden, Hexenschuss

Die Manuelle Therapie kann an allen Wirbelgelenken und Gelenken der Gliedmaßen angewandt werden. Bei dieser Therapie sind Einfühlungsvermögen und Fingerspitzengefühl des Therapeuten gefragt.

Wichtig: Achten Sie darauf, dass Sie einen Therapeuten mit einer umfangreichen Ausbildung finden!

Achtung: bei Bandscheibenvorfall, schmerzenden Gelenkinfektionen, Osteoporose, Tumorerkrankungen, frischen Weichteil- und Knochenverletzungen keine Manuelle Therapie!

Achtung! Vor jeder chiropraktischen Manipulaton Röntgenaufnahmen der Wirbelsäule!

Die Dorn-Methode

Diese sanfte Wirbel- und Gelenkbehandlung kann bei Beschwerden der Wirbelsäule und allen damit zusammenhängenden Erkrankungen sehr hilfreich sein.

Dieter Dorn aus dem Allgäu lernte diese Methode bei einem 79-jährigen Bauern kennen, der bekannt dafür war, dass er sehr schnell und sanft Hexenschuss und Rückenschmerzen heilen konnte. „Man ging krumm hinein und kam gerade wieder heraus".
Dorn war der letzte Patient des Bauern, der ihm einiges zeigte und dann verstarb.

Dieter Dorn erarbeitete sich diese Methode und half damit vielen Menschen. Diese einfache und wirksame Methode gab er weiter, bildete Masseure, Physiotherapeuten, Heilpraktiker und Ärzte aus.

Vorteile dieser Methode sind
- die schnelle Wirkung und kaum Nebenwirkungen
- bei sachgerechter Anwendung durch Dorn-Therapeuten völlig ungefährlich
- keine Medikamenteneinnahme
- geeignet für jedes Alter
- leicht erlernbar
- viele Griffe eignen sich zur Selbstbehandlung

Der Unterschied zur Chiropraktik ist, das dass „Einrenken" nicht ruckartig, sondern sanft und unter Mithilfe des Patienten geschieht.

Dorn war der Überzeugung, dass durch Bewegungsmangel und Fehlbelastungen Veränderungen an Wirbelsäule und

Becken entstehen. Folge sind häufig Rücken- und Gelenkprobleme oder andere Beschwerden.

Da aus jedem Wirbel ein Nervenpaar austritt, kann eine Veränderung die im gleichen Segment liegenden Organe und auch die Psyche beeinflussen.

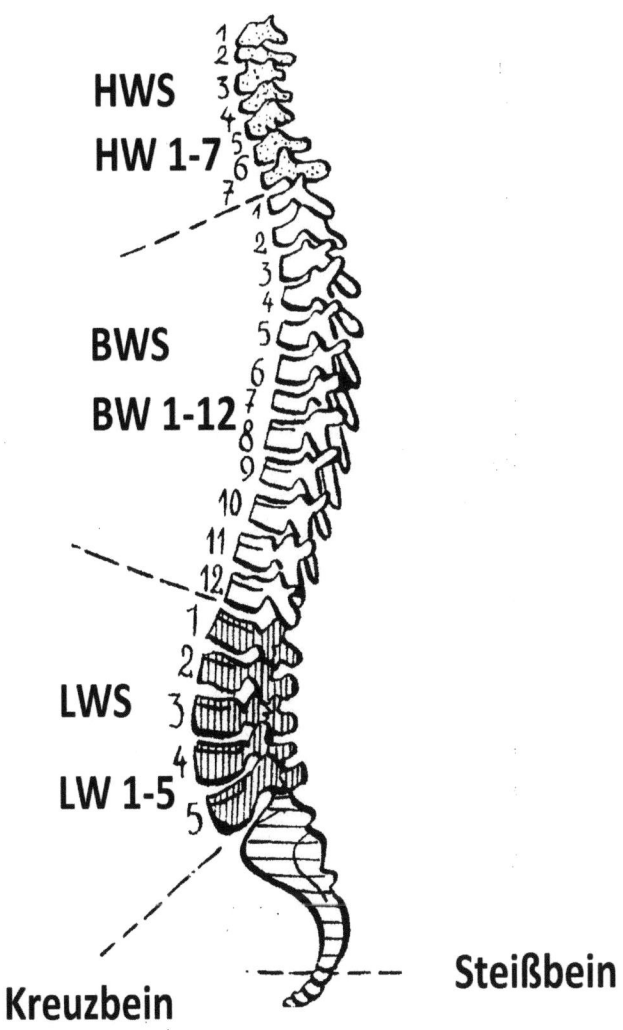

HWS
HW 1-7

BWS
BW 1-12

LWS
LW 1-5

Kreuzbein   Steißbein

1.HW	Kopfschmerzen, Bluthochdruck, Schlaflosigkeit, Schwindel, Nervosität
2.HW	Ohrenschmerzen, Augenleiden, Nebenhöhlenbeschwerden
3.HW	Hauterkrankungen, Schmerzen der Gesichtsnerven, Zahnschmerzen, Tinnitus
4.HW	Polypen, Nasen-und Lippenbeschwerden
5.HW	Kehlkopfprobleme, Heiserkeit, Halsschmerzen
6.HW	Mandelentzündung, steifer Hals
7.HW	Schulterbeschwerden, Erkältung Schilddrüsenerkrankungen, Ängste, Depressionen
1.BW	HWS-Beschwerden, Schmerzen im Unterarm und Fingern, Kribbeln in Ring- und kleinem Finger, Husten
2.BW	Herzbeschwerden, Schmerzen im Brustbein und im Arm, Ängste
3.BW	Lungen-, Atem- und Rippenfellbeschwerden, Armschmerzen
4.BW	Gallenbeschwerden, seitliche Kopfschmerzen
5.BW	niedriger Blutdruck, Blutarmut, Leberstörungen, Arthritis
6.BW	Magenbeschwerden, Verdauungsstörungen, Knieschmerzen
7.BW	Gastritis, Zwölffingerdarmgeschwür
8.BW	Schluckauf, Abwehrschwäche, Milz, Knieschmerzen
9.BW	Allergien (Hautausschläge...)
10.BW	Nierenbeschwerden, Müdigkeit
11.BW	Hauterkrankungen wie Akne, Ekzeme, raue Haut,...
12.BW	Dünndarmprobleme, Blähungen, Unfruchtbarkeit, Wachstumsstörungen

1.LW	Kolitis, Verstopfung, Durchfall
2.LW	Bauchkrämpfe, Übersäuerung, Blinddarm
3.LW	Blasenbeschwerden, Bettnässen, Wechseljahrsprobleme, Knieschmerzen Menstruationsbeschwerden
4.LW	Hexenschuss, Ischialgie, häufiger und schmerzhafter Harndrang
5.LW	Durchblutungsstörungen und Schwellungen der unteren Extremitäten, kalte Füße, Wadenkrämpfe
Kreuzbein	Kreuz- Darmbein- Beschwerden, Ischialgie

Das **Steißbein** ist wohl eines der am meisten unterschätzten Teile der Wirbelsäule. Durch Fehlstellungen oder alte Verletzungen kann sich die Spannung des Beckenbodens verändern, die oft viele Jahre danach zum Tragen kommen können. Mögliche Konsequenzen wären ein Beckenschiefstand, Krämpfe im Bereich des Afters, Hämorrhoiden, Bandscheibenvorfall im Bereich der LWS, Verhärtungen in Schulter und Nacken, Kopfschmerzen, Tinnitus oder chronische Rücken-schmerzen.

Das Steißbein steht über den Nervus coccygeus mit der Blase und den Eierstöcken in Verbindung und kann somit auch Ursache von Unfruchtbarkeit sein.

Als Hauptursache von Wirbelsäulen-Beschwerden sieht man bei dieser Methode einen **Beckenschiefstand;** d.h. scheinbar ungleich lange Beine, dem Fehlstellungen eines oder mehreren Beingelenken zu Grunde liegt.

Das kann zu chronischen Problemen führen: Schmerzen und Veränderungen im gesamten Wirbelsäulenbereich, Skoliose, Hüftgelenks-, Kreuz-, Knieschmerzen, Probleme an den Füßen, Unterleibs-, Darm- und Blasenprobleme,

Deshalb werden zuerst die Beinlängen gemessen und korrigiert. Danach werden vom Kreuzbein entlang der Wirbelsäule zum Nacken hin mit zwei Fingern Blockaden oder Fehlstellungen der Wirbel ertastet und durch leichten Druck, während der Patient durch Pendelbewegungen mithilft, in die richtige Lage gebracht. Übungen helfen, den Erfolg dieser Methode zu stabilisieren.

Achtung! Keine Behandlung bei akuten Knochenbrüchen, zerstörten Bandscheiben, Metastasen in der Wirbelsäule!

Beispiele für Selbsthilfeübungen
mobilisieren Sie nie mit Schwung oder Gewalt!

Korrektur der Halswirbel
- bei schmerzender HWS tasten Sie die Wirbel mit den Fingern beider Hände nach Unregelmäßigkeiten ab
- bei nach rechts verschobenem Wirbel drücken Sie mit der linken, bei nach links verschobenem Wirbel mit der rechten Hand den vorstehenden Querfortsatz
- je nach Höhe des verschobenen Wirbels pendeln Sie gleichzeitig mit dem Arm (ab 4. HW) oder drehen (bis 3. HW) langsam – wie „nein – nein" – den Kopf.

Korrektur der Hüfte im Stehen
- halten Sie sich mit der linken Hand an einer Stuhllehne oder einem Tisch fest
- winkeln Sie das rechte Bein an, achten Sie auf den rechten Winkel bei Hüfte und Knie
- unterstützen Sie mit der rechten Hand am Poansatz diese Position
- senken Sie langsam das Bein ab
- wiederholen Sie diese Übung 4 – 6 x
- wechseln Sie zu linken Seite und wiederholen Sie diese Übung mehrmals.

Korrektur der Hüfte im Liegen

- legen Sie sich flach auf den Boden
- winkeln Sie das rechte Bein rechtwinklig ab
- legen Sie die rechte Hand mit Druck auf den rechten oberen hinteren Oberschenkelbereich
- senken und strecken Sie langsam das Bein
- Machen Sie diese Übung 3 x und üben dann mit dem linken Bein
- es schadet nicht, wenn Sie diese Übung täglich machen

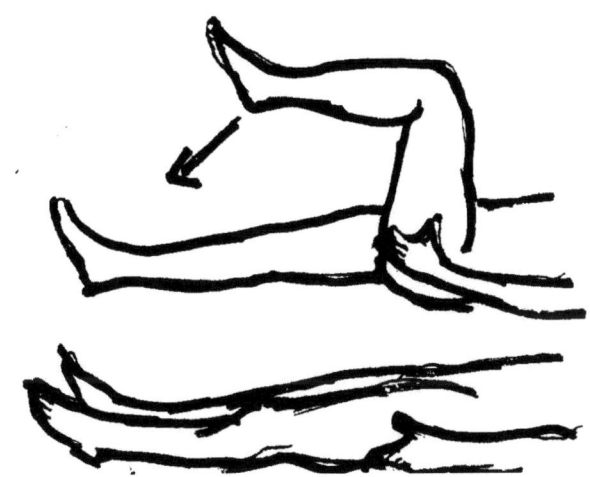

Korrektur des unteren Rückens

- legen Sie sich flach bis zum Gesäß auf einen Tisch oder eine Bank
- halten Sie sich gut fest
- schwingen Sie die Beine bei starken Bauchmuskeln gestreckt, ansonsten gebeugt, gegenläufig auf und ab,
- Steißbein, Kreuzbein und Becken gleiten in ihre ursprüngliche Lage zurück

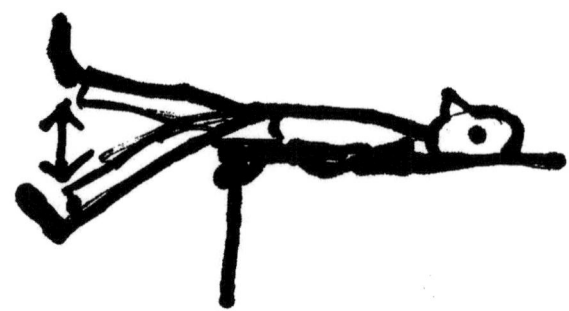

Korrektur der Lendenwirbel

- suchen Sie sich den schmerzenden Punkt an der rechten oder linken Seite der LWS
- drücken Sie mit der Faust der entsprechenden Seite auf den schmerzenden Punkt
- halten Sie sich mit der Hand an der Stuhllehne fest
- schwingen sie das entsprechende Bein (rechts für rechte Seite, links für linke Seite) vor und zurück

Physikalische Therapie

Darunter versteht man Behandlungsformen, die **physikalische Kräfte** wie Licht, Wärme, Wasser, Elektrik oder Mechanik einsetzen. Dazu gehören z.b.: Gymnastik, Bewegungstherapie, Elektrotherapie, Reizstrom, Bestrahlungen, Massagen, Kälte- und Wärmetherapie, Kneipp-Anwendungen,...

Es wird nicht ein Krankheitserreger bekämpft, sondern durch eine stärkere Durchblutung kommt es zur Anregung der körpereigenen Abwehrkräfte und Abtransport von Schlackenstoffen.

So ist jede physikalische Therapie auch eine Allgemeinbehandlung, d.h. auch bei lokaler Behandlung wird der gesamte Organismus beeinflusst.

Die Massage

ist ein überaus wichtiges Hilfsmittel der physikalischen Therapie und eines der wirksamsten und vielseitigsten natürlichen Heilverfahren. Sie hat eine durchblutungsfördernde und den Stoffwechsel anregende Wirkung und hat nicht nur Einfluss auf die direkt erreichbaren lokalen Gewebe, sondern wirkt reflektorisch über die zuständigen Zentren des Rückenmarks auf innere Organe.
Sie kann helfen, die Beweglichkeit zu erhalten und Schmerzen zu lindern.
Bei der Heilmassage unterscheiden wir fünf Handgriffe:

Die Streichmassage (Effleurage) ist der wichtigste Griff mit belebender und anregender Wirkung auf die Haut. Sie wirkt mehr auf oberflächliche Partien. Dabei muss sich die Hand des Masseurs der Form des Körpers anschmiegen und sich in Richtung der Muskelfasern bewegen.

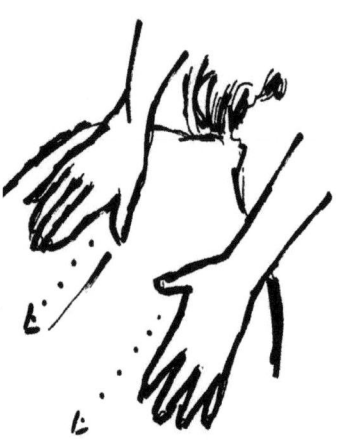

Dies kann geradlinig, zick-zackförmig oder spiralförmig geschehen. Dieser Griff kann, je nach Konstitution des zu Massierenden, kräftiger oder milder sein. Am Rücken wird sie beidhändig und immer in Richtung Herzen mit den Handflächen ausgeführt. Kräftigere Effleurage wirkt in die Tiefe und hat einen Einfluss auf die Muskulatur. Die Streichung über den Rücken wirkt entspannend und beruhigend.

Die Knet- oder Walk-massage (Petrisage) hat die Aufgabe, vor allem die Muskulatur durch-zuarbeiten. Dabei werden schwache Muskeln geknetet, starke gewalkt.

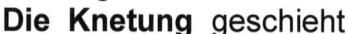

Die Knetung geschieht vor allem mit der rechten Hand, als ob sie einen Gegenstand umfassen möchte, während die linke das entsprechende Körperteil festhält. Je nach Umfang des zu behandelnden Körperteils wird es mit der ganzen Innenfläche der Hand oder mit Daumen, Zeige- und Mittelfinger angefasst.

Die Walkung benötigt viel Kraft und wird hauptsächlich bei großer Muskelmasse (Oberschenkel, Oberarm) angewendet.

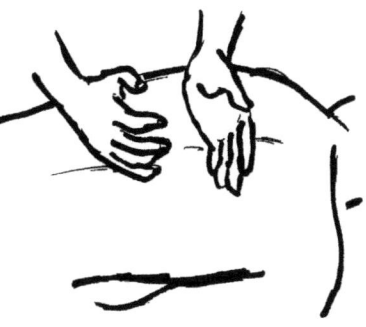

Bei der Klopfung, (Tapotement) ist die Beweglichkeit des Handgelenks sehr wichtig. Dabei werden die Fäuste (Kleinfingerseite nach unten) vom Handgelenk aus erst langsam, später schneller, federnd nieder geklopft. Harte, verspannte Muskeln werden so elastisch und weich gemacht.

Hackung

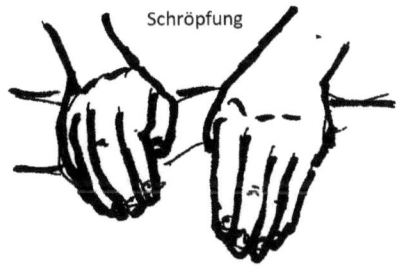

Die Hackung belebt und kräftigt die erschlaffte Muskulatur. Dabei hacken Sie wiederum aus gelockertem Handgelenk mit gestreckter Hand.

Die Klatschung wird leicht oder kräftiger mit der Handfläche ausgeführt.

Bei der Schröpfung schlägt man rhythmisch mit schalenförmiger Hand auf die Haut, bis sie rosafarben wird. Dabei entsteht ein hohler Ton. Dies hat eine belebende und stimulierende Wirkung und unterstützt die Muskelentspannung

Schröpfung

Die Reibemassage (Friktion) wird mit der Spitze von Daumen, Zeige- und Mittelfinger einer Hand spiralig durchgeführt, während die andere Hand das Gewebe fixiert wird. Sie wird vor allem bei Schwellungen, Narbenlösungen und Verwachsungen durchgeführt.

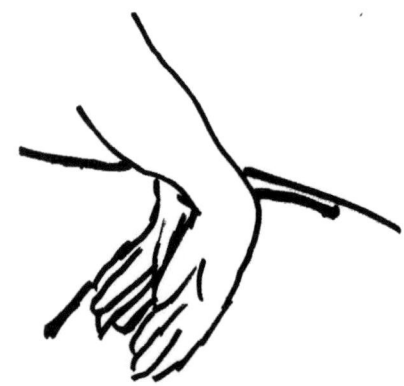

Beim Kammgriff werden die gestreckten Finger fast im rechten Winkel zur Mittelhand gebracht. Die Rückseiten beider Hände gleiten der Wirbelsäule entlang aufwärts.

Die Erschütterungsmassage (Vibration) ist sehr schwierig zu erlernen und für den Masseur sehr anstrengend. Sie wirkt belebend und schmerzberuhigend.
Es gibt elektrische Vibratoren, die an die Hand befestigt werden und so durch Erschütterung und zitterndes Schütteln die Massage unterstützen.

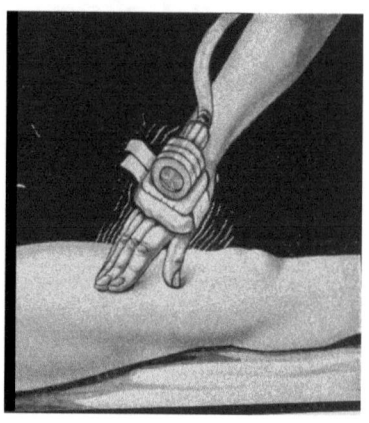

Empfehlenswert ist eine besondere Form der Massage: die **Bürstenmassage**. Mit einer guten Wurzelbürste wird mit leichtem Druck paravertebral (= neben der Wirbelsäule) entlang vom Nacken bis zum Steißbein bis zur deutlichen Hautrötung, massiert.

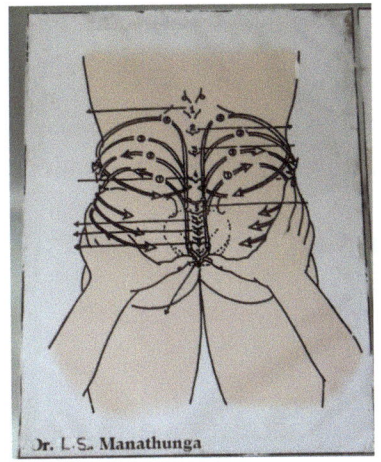
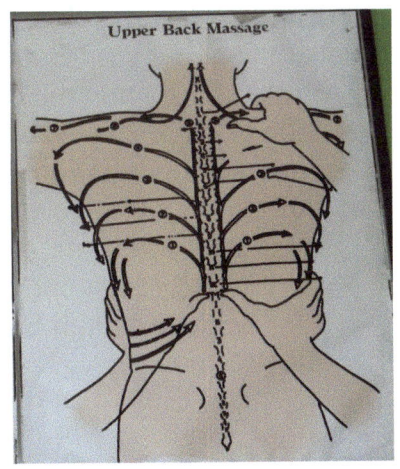

Fotografiert in einer Massagepraxis in Sri Lanka

Die Rückenmassage I

wird meist als sehr angenehm empfunden, weil dabei auch die Wirbelsäule mit ihren Nervenausgängen behandelt wird. Der Patient liegt auf dem Bauch.

- Die Hände legen Sie in der Kreuzgegend rechts und links der Wirbelsäule, die Daumen an den Nervenaustrittspunkten und streichen seitlich rechts und links gleichzeitig kräftig aus. Setzen Sie diese Übung nach oben hin fort.
- Nun kneten Sie kräftig den Lendenbereich (nicht in der Nierengegend!) und die beiderseits der Schulterblätter zur Achselhöhle ziehenden Muskeln.
- Machen Sie vom Kreuz bis zum Nacken eine Friktion. Sollte der Rücken sehr muskulös sein, verwenden Sie den Kammgriff.
- Vergessen Sie nicht über den Muskeln Klopfungen, Hackungen und Klatschungen durch zu führen!
- Als Abschluss streichen Sie den Rücken aus.

Die Rückenmassage II

Der Patient liegt auf dem Bauch.

- Streichen Sie nun mit dem Daumen vom Kreuzbein nach oben 5x die Wirbelsäule entlang.
- Danach streichen Sie mit den Handflächen seitlich die Rippen entlang.
- Nach dem Streichen erfolgt ein gründliches Walken, Kneten und Klatschen der Rückenmuskeln.
- Zum Schluss sollten Sie immer den Rücken ausstreichen.

Bei Hexenschuss und Kreuzschmerzen ist eine besonders starke Reibung der Kreuzgegend nötig und zwar von unten nach oben.

Die Rückenmassage III

Der Patient liegt entspannt auf dem Bauch.

- Legen Sie nun Ihre Hand flach auf das Kreuzbein (A) und fahren mit der anderen flachen Hand und kräftigem Druck entlang der Wirbelsäule zum Nacken (B) und unter leichtem Druck wieder zurück zu A (5 Minuten).
- Legen Sie nun eine Hand flach und kräftig drückend bei C auf und fahren im sanften Bogen zur Schulter D, erst rechte Seite, dann die linke. Nach und nach werden so alle Rückenteile in immer kleineren Bögen erfasst (C-D, E-F, E-G, E-H). (jede Rückenseite 5 – 10 Minuten).
- Variieren Sie nun die Techniken, z.B. Massage mit dem Handballen, Knetung, Klopfung,...
- Beenden Sie die Massage mit einem sanften Ausstreichen.

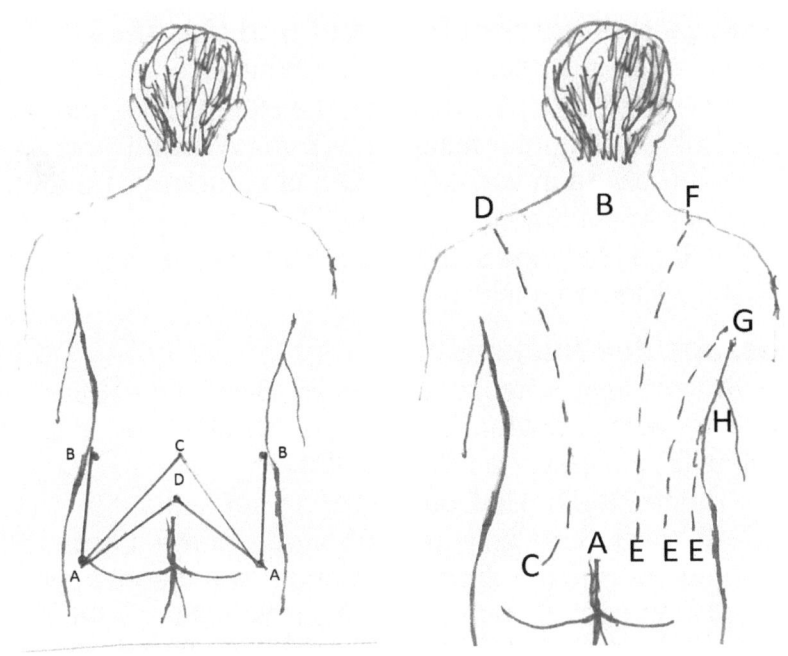

Unterer Rücken und Gesäß   Rückenmassage III

Die Rückenmassage IV

Der Patient liegt auf dem Bauch.

- Drücken Sie mit der Daumenkuppe die Punkte am Kopf
- drücken Sie nun kräftig gleichzeitig mit beiden Daumenkuppen die langen Rückenmuskeln neben der Wirbelsäule in Abständen von etwa 3 cm bis zum Steiß
- streichen Sie mit beiden Händen den Rücken aus
- wiederholen Sie die Massage noch ein- bis zweimal
- Streichen Sie zum Abschluss den Rücken und die Beine aus.

Massage des unteren Rückens und Gesäßes

Der Patient liegt entspannt auf dem Bauch.

- Legen Sie beide Hände an die Hüftgelenke und führen Sie unter festen Druck von A nach B und zurück, dann von A nach C und zurück und von A nach D und zurück, jeweils 3 x .
- Diese Massage sollte insgesamt mindestens 10 bis 15 Minuten dauern.

Massage des Nackens

Der Patient liegt entspannt auf dem Bauch, die Stirn wird auf die verschränkten Arme gelegt oder er sitzt im „Reitersitz" entspannt auf einem Stuhl.

- Legen Sie beide Daumenballen auf A und die Fingerspitzen anliegend über den Ohren. Lassen Sie nun die flach aufliegenden und fest angepressten Hände von A nach C und D zur Schulter gleiten.
- Legen Sie die Hände flach auf E und führen sie nach C und D.
- Legen Sie beide Hände nun flach auf B und führen Sie unter festem Druck nach C und D.
- Jede dieser Striche wiederholen Sie jeweils 3 x. Insgesamt dauert diese Massage etwa 10 – 15 Minuten.

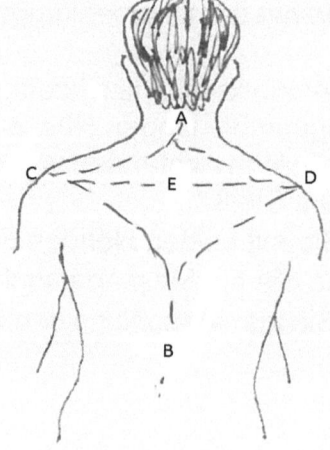

Nervenpunkt-Massage nach Cornelius

Der deutsche Arzt **Dr. Alfons Cornelius** fand heraus, dass die Reizung verschiedener Nervenpunkte Krankheiten verursachen, aber auch zur Behandlung benutzt werden können. Diese Punkte in Haut und Muskulatur (**Trigger-Punkte**) des entsprechenden Areals sind schmerzempfindlich und eine Massage beeinflusst reflektorisch Krankheitsbefunde umliegender Gewebebezirke.

Trigger-Punkte entstehen durch Fehlbelastungen, Stress, Überforderung oder Sportverletzungen.

Bei der Nervenpunkt-Massage werden die entsprechenden Punkte sanft mit der Fingerspitze des Mittelfingers massiert. Dabei wird das Mittelfinger-Grundgelenk leicht gebeugt, während die übrigen Glieder leicht überstreckt gehalten werden.

Sie wird angewandt bei Nervenschmerzen am Kopf, Schulter, Rücken, Hüfte, Arme, Beine, Ischialgien.
Es ist eine symptomatische Therapie, d.h. es werden „nur" die Schmerzen beseitigt, selten die Ursache.

Kälte- und Wärmebehandlung

Wann hilft Wärme, wann Kälte?
Als Faustregel gilt:
- – Wärme bei chronischen Beschwerden
- – Kälte bei akuten Schmerzen und Entzündungen

Bei andauernden Rückenschmerzen sind die Muskeln meist sehr verspannt, deshalb sollten Sie sie erwärmen. Die Durchblutung wird angeregt, der Stoffwechsel gefördert und die Dehnbarkeit des Bindegewebes nimmt zu.

Dabei helfen **Wärmeanwendungen** im Bereich der Maximalzonen (Bereich der stärksten Veränderungen) wie Dampfkompressen, warme Bäder (40°C) und Packungen mit Moor oder Fango, Heizkissen, Diathermie (eine spezielle elektrotherapeutische Methode), Rotlicht, Salben und Pflaster mit dem Wirkstoff Capsaicin aus der Chilischote, eine Wärmeflasche, Kirschkernsäckchen oder Auflagen wie den

- **Heublumensack:** er wird warm verwendet, hat eine Tiefenwirkung und ist schmerzstillend (das „Morphium der Naturheilkunde"). Einen Sack in entsprechender Größe mit Heublumen füllen, gut verschließen, in ein Gefäß legen, mit kochendem Wasser übergießen und das Gefäß verschließen. Nach 5 – 10 Minuten wird er ausgepresst, etwas auskühlen lassen und ganz auf die zu behandelnden Körperstelle für etwa 45 Minuten aufgelegt. Er entfaltet also eine lokale Wirkung. Vorsicht – Verbrennungsgefahr! Temperatur vor dem Auflegen überprüfen!
- **Kartoffelwickel** werden heiß angewendet. Kartoffeln werden gekocht und zu Brei gestampft. Die Masse in ein Leinentuch geben, die Temperatur prüfen und auflegen.

Wärme-, und Rheumapflaster haben meist spezielle Substanzen, die die Schmerz- und Wärmerezeptoren reizen und die Durchblutung im entsprechenden Segment anregen.

Vorsicht! Hellhäutige Menschen können empfindlicher reagieren!

Achtung! Keine Wärme bei Infektionen, akuter Entzündung, gestörter Durchblutung, Wasseransammlung im Gewebe, frischen Blutungen, bei Säuglingen, sehr alten Menschen, nicht an Körperstellen mit starker Krampfaderentwicklung.

Bei akuten Schmerzen, z.B. durch Verletzung, bei einer Schwellung und Rötung soll die Durchblutung kurzfristig herabgesetzt werden. Das lässt sich am besten mit Kälte erreichen.

Bei **Kälteanwendungen** wie Eisbeutel, kühle Wickel, kalte Kompressen, kalte Dämpfe ziehen sich die Gefäße nicht nur in der Haut, sondern im gesamten Segment zusammen. Die Körperprozesse verlangsamen sich. Es tritt weniger Flüssigkeit ins Gewebe ein und die Schmerzempfindlichkeit verringert sich. So werden auch Entzündungsvorgänge gehemmt.

Achtung! Nicht bei Durchblutungsstörungen, Hautkrankheiten, schweren Herz-Kreislauferkrankungen, Nieren- und Blasenerkrankungen oder Kälteüberempfindlichkeit.

Die Fuß-Reflexzonentherapie

Bereits vor 3000 v.Chr. wurden in chinesischen, japanischen und indischen Diagnose- und Heilver-fahren die Fußsohlen, seltener auch die Handinnen-flächen, tief gedrückt und massiert.

Aber auch die alten Ägypter kannten der Reflex-zonentherapie ähnliche Behandlungen, wie man es bei einer Grabmalerei, datiert auf 2330 v.Chr., in Sakkara gefunden hat oder auf einem Bildnis (1274 v.Chr.) im Amuntempel in Karnak, wo ein Heilkundiger die Füße eines Soldaten massiert.

Der amerikanische Arzt **Dr. William Fitzgerald** beobachtete bei mittel- und nordamerika-nischen Indianern, dass direkter Druck auf bestimmte Stellen des Fußes an anderer Stelle des Körpers eine schmerzstillende Wirkung entfalten.

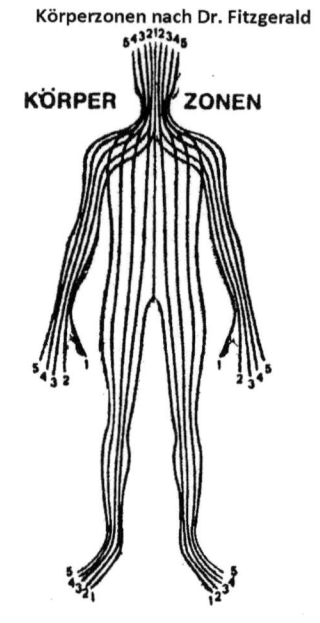

Körperzonen nach Dr. Fitzgerald

KÖRPER ZONEN

Die amerikanische Masseurin **Eunice Ingham** forschte auf Grund dieser Beobachtungen weiter und schuf so die Grundlagen der so überzeu-genden Reflexologie an den Füßen. 1938 schrieb sie das Buch „Geschichten, die die Füße erzählen könnten".

Grundlage der Reflexzonentherapie ist die **Zonentheorie,** entwickelt von Dr. Fitzgerald. Er fand heraus, dass die zehn Finger und zehn Zehen durch Linien verbunden sind, die den Körper in zehn Zonen aufteilen und mit deren Hilfe man verschiedene Körperregionen miteinander in Beziehung setzen kann **(Längszonen)**.
Der tiefe Druck auf eine dieser Zonen wird Einfluss auf das korrespondierende Organ haben.

Die deutsche Therapeutin **Hanne Marquardt** führte die Querzonen ein. Sie entsprechen den drei Zonen des Oberkörpers:
1. Zone unterhalb der Zehen = Kopf, Hals, Schulterbereich
2. Zone in der Fußmitte = Organe des Brustraumes, Zwerchfell, Oberbauch
3. Zone in der Nähe der Ferse und Knöchel = Unterbauch und Beckenorgane

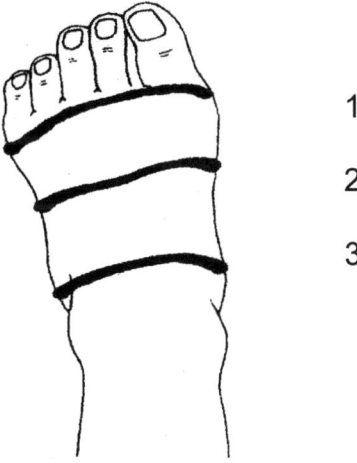

1.

2.

3.

Die Fußmassage

Achten Sie darauf, dass der Patient bequem und entspannt etwas zurückgelehnt sitzt und Nacken und Beine gut gelagert sind.

Die Reflexzone der Wirbelsäule beginnt an der Innenseite des Fußes an der Seite des großen Zehs und folgt dem knöchernen Bogen bis zur Rückseite der Ferse.
Arbeiten Sie mit beiden Händen und fangen immer mit dem rechten Fuß an.

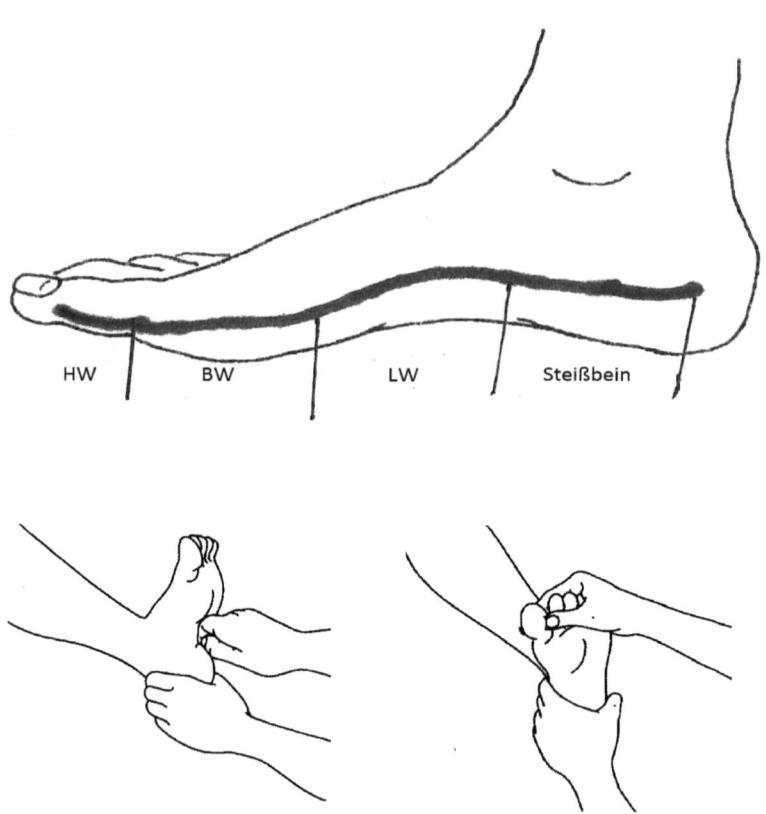

HW   BW   LW   Steißbein

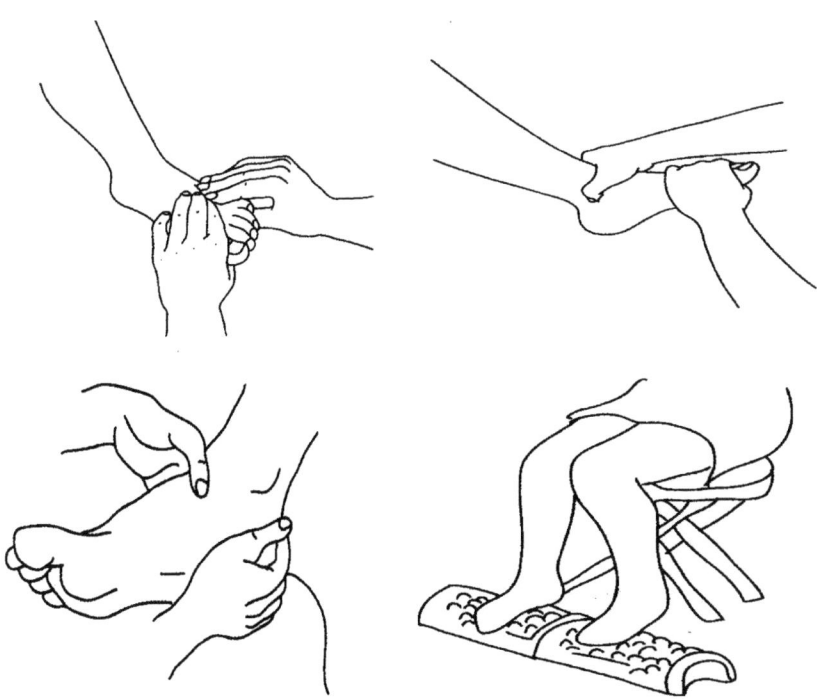

- Waschen Sie die Füße und entfernen oberflächliche Verschmutzungen
- achten Sie auf Verhärtungen der Haut, Schrunden, Hautrisse, Hühneraugen, Warzen, eingewachsene Nägel.... (können Hinweise auf Störungen im entsprechenden Organ geben)
- massiert wird mit dem Daumen. Es gibt aber auch Massage-Stäbe aus Holz, Kunststoff, Stein..., um die Arbeit zu erleichtern. Ich bevorzuge für die Massage der „Wirbelsäule" einen chinesischen Porzellanlöffel
- umfassen Sie mit der linken Hand den Knöchel und streichen mit der rechten Hand über die Fußsohle und über den Spann
- kneten Sie leicht das Gewebe und drehen den Fuß sanft im Gelenk etwa 3 – 5 Minuten lang

- massieren Sie dann alle Reflexzonen, das wirkt sehr entspannend
- streichen Sie anschließend sieben bis achtmal mit der Daumenkuppe die entsprechende Zone am Innenfuß die der Halswirbelsäule von der Großzehe bis zum Zehengrundgelenk, die der Brustwirbelsäule bis zum Knochenvorsprung in der Fußmitte. Die Zone der Lendenwirbelsäule verläuft etwa ein Fingerbreit unterhalb des Innenknöchels
- massieren Sie mit dem Daumen in kleinen Kreisen vom Zeh bis zur Ferse und streichen von der Ferse zum großen Zeh (3 – 4 x)
- behandeln Sie nun den linken Fuß
- als Abschluss streichen Sie den gesamten Fuß mehrmals sanft aus.

Die Handmassage

Verspannungen der Rückenmuskulatur beugen Sie mit einer regelmäßigen Handmassage vor. Zwei bis drei Minuten pro Hand täglich reichen! Massieren Sie immer beide Hände.

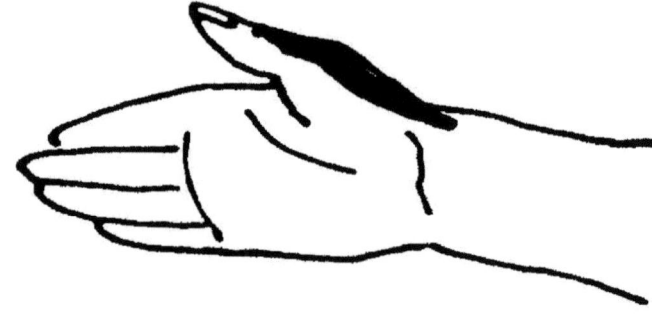

Dunkel markierte Stelle entspricht der Wirbelsäule.

Die Bewegungstherapie

Ursache von Rückenschmerzen ist häufig ein Mangel an Bewegung. Grund genug, etwas dagegen zu tun, heißt es doch so treffend „wer rastet, der rostet". Doch welcher wirbelsäulen- und bandscheibenfreundliche Sport ist zu empfehlen?

Hier sind zu nennen: Wandern, Ski-Langlauf, Radfahren (bitte mit warmer Rückenpartie!), Tanzen, Rückengymnastik, Bauchtanz, Rückenschwimmen, **Achtung:** Brustschwimmen kann Verspannungen im Schulter-Nackenbereich verschlimmern! Yoga, Fitnesstraining, isometrische Übungen,...

Die Bewegungstherapie ist bei vielen Erkrankungen des Bewegungsapparates angebracht und bewirkt eine
- Verbesserung der Funktion gestörter Gelenke
- Aktivierung und Kräftigung geschwächter Muskulatur
- Dehnung verkürzter Weichteilstrukturen (Muskeln, Sehnen, Gelenkkapseln, Haut, Narben)
- Wiederherstellung des Muskelgleichgewichtes
- Koordinative Schulung von Bewegungsabläufen
- Verbesserung der Durchblutung und Entstauung
- Reizung des Herz-Kreislaufsystem, der Atmung und des Stoffwechselsystem

Isometrische Übungen

Isometrische Übungen können jederzeit und überall gemacht werden. Sie benötigen meist nur 90 Sekunden. Dabei wird der Muskel gegen einen Widerstand kräftig, aber nicht ruckartig angespannt, ohne gedehnt zu werden und nach einer Weile wieder gelockert. Atmen Sie dabei ruhig weiter!

Übung 1 bei Nackenschmerzen

- Stellen oder setzen Sie sich aufrecht hin und lassen die Schultern gerade
- umfassen Sie mit der rechten Hand die linke Seite des Kopfes
- drücken Sie den Kopf 8 Sekunden gegen die Hand (nicht nachgeben!) und entspannen Sie
- wiederholen Sie die Übung 5 mal und wechseln dann die Seite.

Übung 2 bei Nackenschmerzen

- Setzen Sie sich gerade hin und halten den Kopf hoch
- stützen Sie das Kinn auf die rechte Faust
- Achtung! Kopf und Schulter nicht bewegen
- spannen Sie für 3 x 8 Sekunden an
- entspannen Sie kurz nach jeder Anspannung.

Übung 3 bei Nackenschmerzen

- Legen Sie die rechte Hand an die Stirn
- entspannen Sie die Schultern und strecken den Nacken
- drücken Sie die Stirn gegen die Hand und achten Sie darauf, das keine Bewegung gemacht wird
- machen Sie die Übung 3 x 8 Sekunden
- entspannen Sie dazwischen.

Übung 4 bei Nackenschmerzen

- Falten Sie die Hände am Hinterkopf
- richten Sie sich auf und strecken die Brust nach vorne
- drücken Sie den Kopf gegen den Widerstand der Hände, 8 Sekunden halten und entspannen
- 3 x wiederholen.

Übung zur Kräftigung der Hals und Nackenmuskeln

- wenn Sie morgens vor dem Aufstehen im Bett auf dem Rücken liegen, legen Sie die Arme entspannt neben den Körper und drücken den Kopf fest in die Kissen, halten Sie 8 Sekunden und entspannen dann
- wiederholen Sie die Übung 3 x.

Übung zur Kräftigung der unteren Rückenmuskeln

- Legen Sie sich mit angezogenen Beinen vor einer Wand oder Tür auf den Boden
- drücken Sie mit beiden Füßen kräftig 8 Sekunden gegen die Wand (Tür), entspannen dann
- 2 x wiederholen.

Übung zur Kräftigung der Rückenmuskulatur

- Stellen Sie sich mit geschlossenen Beinen auf ein Handtuch, beugen den Oberkörper vor und halten die Handtuchenden fest
- in dieser Stellung richten Sie, ohne das Handtuch los zu lassen, den Oberkörper auf, halten die Spannung 8 Sekunden und entspannen
- wiederholen Sie die Übung 2 x.

Übung zur Kräftigung der Schulter- und Armmuskulatur

- Stellen Sie sich gerade hin, und halten ein Handtuch senkrecht hinter den Rücken an beiden Enden. Ziehen Sie kräftig mit der einen Hand nach oben, mit der anderen nach unten
- halten Sie diese Stellung für 8 Sekunden und entspannen Sie
- wiederholen Sie diese Übung mit anderer Armhaltung

Homöopathische Mittel

Die Homöopathie ist eine Reiztherapie, die die selbstregulierenden Kräfte im Körper anspricht. Sie basiert auf den vom Begründer der Homöopathie, **Samuel Christian Hahnemann** geprägten Leitsatz:

Similiar similius curantur=

„Ähnliches kann durch ähnliches geheilt werden."

Für die Wahl des richtigen homöopatischen Mittels ist der Ort der Beschwerden sekundär; entscheidend sind die jeweiligen Symptome.

Empfohlen werden bei **akuten Erkrankungen und bedrohlichen Zuständen** alle Potenzen bis C30 stündlich 5 Globuli (Kügelchen) langsam auf der Zunge zergehen lassen, **nach Besserung oder bei chronischen Krankheiten und langsamen Krankheitsverlauf** von den Potenzen unter D12 3 x 5 Globuli vor oder zwischen den Mahlzeiten, von der D12 morgens und abends 5 Globuli und C30 in der Regel 5 Globuli 1 mal wöchentlich.

Bei ischiasähnlichen Schmerzen, die bis in die Waden ausstrahlen, helfen oft folgende Mittel:

- **Aconitum D12,** Hüftschmerzen nach Erkältung

- **Aesculus D 6,** bei Lumbosakralschmerz

- **Arnica D 12,** charakteristisch ist ein Zerschlagenheitsgefühl in Gliedern und Muskeln mit Kribbeln; Kreuz- und Rückenschmerzen nach Fallen oder Verheben; Verschlimmerung durch Berührung und Bewegung

- **Arsenicum album D 30,** anfallsweise oder periodisch auftretende Hüftschmerzen, Verschlimmerung meist um Mitternacht, Verlangen nach Wärmeanwendungen, Kälte verschlimmert. Hilft vor allem schwachen Menschen

- **Bryonia D 12,** bohrender, reißender, brennender Schmerz und Steifigkeit im unteren Rücken, muss krumm sitzen, oft großer Durst auf kalte Getränke. Bewegung und lokale Wärme verschlimmern, Besserung durch Ruhe und Druck. Auslöser kann kalter Wind oder Ärger sein.

- **Colocynthis D 12,** bei Hüftschmerzen , oft bis zum Knie und Ferse, vor allem auf der rechten Seite, Verschlimmerung durch Bewegung oder Kälte, vor allem abends und nachts. Großer Durst

- **Gnaphalium polycephalum D 3,** heftige Schmerzen von der Hüfte bis zu den Zehen wechseln mit Taubheitsgefühl ab. Verschlimmerung durch Ruhe und Bewegung, Sitzen auf einem Stuhl bringt Erleichterung. Im **akuten** Fall alle 2 Stunden 5 Glob.

- **Guaiacum D6,** stark akut wirkendes Mittel, auch wenn nach einer vorangegangenen Erkältung Glieder- und Rückenschmerzen geblieben sind. Typisch sind stechende Schmerzen, unbewegliche Steifigkeit, Taubheit,. Bewegung und Hitze verschlimmern, Kälte und sich strecken bessern. Oft kehren die Schmerzen immer zur gleichen Jahreszeit wieder

- **Ledum D 12,** ziehende Schmerzen von unten nach oben, z.B. vom Steißbein aufwärts; Verschlimmerung abends und nachts, durch lokale Wärme oder im warmen Bett. Kälte und kaltes Wasser, auch eiskalte Anwendungen bessern, ebenso frische Luft

- **Nux vomica D 6,** wichtiges Mittel nach Verheben oder Verrenken durch Bewegungsmangel oder bei sitzendem Beruf; Schmerzen beim Schuh zubinden, auf's Rad auf- oder absteigen; muss sich beim Umdrehen im Bett aufsetzen, bei blitzartigen Schmerzen in Hüfte und Bein, oft mit Obstipation und Hämorrhoiden, Verschlimmerung morgens, an der frischen Luft und bei Bewegung und Kälte; Ruhe und feuchtes, nicht zu kaltes Wetter bessert

- **Pulsatilla D12,** typisch sind die sich langsam entwickelten Beschwerden und die Berührungsempfindlichkeit! Die Kreuzschmerzen wie nach einer Verrenkung und Ischiasschmerzen sind abends schlimmer. Leichte Bewegung, Kälte und kühle Anwendungen und frische Luft bessern. Kein Durst

- **Rhus. toxicondendron C 30,** bei Rückfällen; reißenden und brennenden Schmerzen, wirkt intensiv auf die tiefen Rückenmuskeln, typisch: Verschlimmerung nachts, im Liegen, durch nasse Kleidung, Luftzug, Kälte und Ruhe; lokale Wärme und Bewegung bessert nach Anfangsschmerz

- **Sulfur D12,** ziehender Schmerz in die Leistengegend (bei Männern oft auch bis in die Hoden), schlechter durch Wärme und Bewegung, Gefühl, als ob die Beine brennen. Flaches liegen macht den Schmerz erträglich

Bei chronischen, immer wiederkehrenden Schmerzen, die oft wochenlang anhalten; wenn man sich verhoben oder verrenkt hat,

- **Arnica D 12,** 3 x 5 Globuli

- wichtig bei chronischen Schmerzen zusätzlich **Bryonia D 12** und **Ledum D 12,** 2 x 5 Globuli

Bei Rückenschmerzen durch Überanstrengung mit Zerschlagenheits- und Schwächegefühl im Bereich der Wirbelsäule, auch bei **Muskelkater** (bei Sportlern auch prophylaktisch)

- **Aesculus D 6,** 3 x tgl. 5 Globuli

- **Arnica D 12:**

Immer wiederkehrende Kreuzschmerzen oder Ischialgien erfordern

- **Sulfur D 12,** 2 x tgl. 5 Globuli, jeden Monat jeweils eine Woche, dann drei Wochen Pause, ...**Sulfur D 12** sollte ebenfalls zwischen-durch gegeben werden, wenn die richtigen Mittel keinen Erfolg erzielen.

Bei schmerzhafter Verspannung der Nackenmuskulatur

- als Folge einer Erkältung: erst **Aconitum D12,** danach **Belladonna C 30**

- tritt der Schmerz nach Durchnässung und Kälte oder einer Verrenkung, in Ruhe und nachts verstärkt auf, bessern Wärme und leichte Bewegung: **Rhus tox. C 30**

- sind die Schmerzen bei und nach der Bewegung stärker: **Bryonia D 12**

- denken Sie bei krampfhaften Schmerzen an **Cuprum metallicum D 12**

- sind Kopfschmerzen, vom Nacken her aufstei-gend, **Gelsemium D12**

- **Calcium phosphoricum D12,** beim steifen Hals durch Abkühlung, Luftzug,...Die Schmerzen sind krampfartig; Verschlechterung durch Bewegung (im Gegensatz zu Rhus. tox.), Luftzug, Kälte, beim Wetterwechsel. Ruhe bessert

- bei plötzlich einschießenden, dumpfen Schmer-zen mit Verspannung der Nackenmuskulatur und wenn Wärme bessert, **Cimicifuga D 12**

- **Colocynthis D 12** bei einschießenden Schmerzen und tauben Ring- und kleinem Finger

- bei verspannten Muskeln, Schmerzen sind bei Bewegung, nachts und morgens schlimmer: **Nux vomica D 6**

- ist Ihre HWS nach langem Sitzen steif geworden und ist Ihnen Wärme unangenehm: **Ledum D6,** auch als Salbe zum Einreiben